W0382824

ENDOMÉTRIOSE
APPROCHE NATURELLE

La nutraceutique
pour cibler les mécanismes cellulaires
de la maladie

TESTEZ éditions

Testez… les remèdes d'Amazonie

Dr L. BODIN
- Cancer et plantes d'Amazonie

Dr J. BORSARELLO
- Acupuncture et plantes de Poconé

B. BOUHERET
- Shiatsu thérapeutique et plantes d'Amazonie

Dr J. SIMON
- Guérir grâce aux plantes de Poconé
- Réflexion sur la cause des maladies et leur traitement

Dr B. VIAL
- Affectif des plantes de Poconé

HoméoDoc une collection de Testez éditions (marco pietteur) (direction scientifique Dr A. Horvilleur)

Dr R. BOYER – Dr A. HORVILLEUR
- Maux de tête et homéopathie
- Rhumatismes et homéopathie
- Spasmophilie et homéopathie
- Hypersensibilité chimique multiple

Dr J.-P. COPPIN
- Ménopause et homéo, phyto, aroma, alimentation et plantes de Poconé

Dr J.-P. COPPIN – Dr D. DESWARTE
- Confiez votre thyroïde à l'homéopathie

Dr B. DANSETTE
- Bientôt maman… pensez homéopathie

Dr O. DUFLO-BOUJARD
- L'homéopathie pratique pour les soins de l'œil

Dr N. ENDERS
- Homéopathie de l'enfant
- Pharmacie homéopathique familiale

Dr C. GAUCHER
- L'homéopathie, médecine du monde

Dr A. HORVILLEUR
- Parle-moi de tes symptômes, je te guérirai !
- Testez l'homéopathie d'action immédiate
- Fleurs de Bach et homéopathie

Dr R. SANANÈS
- Guide de l'arthrose par l'homéopathie et les médecines alternatives

Dr C. SIMONIN – Dr A. HORVILLEUR
- L'intelligence du vivant

M. THÉNARD
- La santé à tout prix !

Dr C. VULLIEZ
- L'homéopathie pratique pour le soin de la dent

Dr J.-P. WILLEM
- 102 maladies du XXIe siècle (2e édition)

Outils du bien-être une collection de Testez éditions (marco pietteur)

T. BÉCOURT
- Stimuler notre être intuitif

C. J. CALLEMAN
- Calendrier Maya

J. DEFAYS – A. FOURNIER
- Prenez Conscience d'un Mieux-Être

Pr G. FISCHER
- Re-vivre après un traumatisme

Dr C. Tal SCHALLER
- L'univers des chamanes
- Gérer ses émotions pour vivre sans stress ni conflits

Testez… se soigner autrement

Dr F. BERTHOUD
- Hyperactivité et déficit d'attention de l'enfant - 2e édition

M.-C. DÉPRÉAUX
- Autisme : une fatalité génétique ?

Dr J. LAURENT
- 4 groupes sanguins, 4 personnalités - 2e éd.

J. M. MONCORGER
- Testez votre créativité

Dr T. QUILLÉ
- Ortho-Bionomy®

M. POUPART
- Et si manger bio ne suffisait pas ?

S. YATES – T. ANDERSON
- Shiatsu et grossesse

Dr C. Tal SCHALLER
- Testez l'urinothérapie
- Vaccins, un génocide planétaire ?

Dr M. TRAN DINH CAN
- Guérir la fatigue chronique

05-2020

Testez… la méthode NAET (techniques d'élimination des allergies du Dr D. S. Nambudripad)

Dr D. S. Nambudripad
- Déficits d'attention et hyperactivité de l'enfant : une solution naturelle
- Vaincre les allergies environnementales
- Vaincre enfin son asthme

NutriDoc une collection de Testez éditions (marco pietteur)

M. ARYCKX
- Cholestérol ou graisses hydrogénées, qui est le coupable ?

J.-P. CURTAY
- La Nutrithérapie

Dr F. LOUIS
- La nutrition anti-inflammatoire

R. Masson
- Dérives nutritionnelles et comportement suicidaire

P. PELLIZZARI
- Rajeunir de 15 ans ?
- Mieux digérer Mieux vivre

Dr C. Tal SCHALLER
- Diététique du 21e siècle

P. WOLF
- Aliments de la beauté
- Vivre sans migraine

R. DAHLKE
- Peace Food

J. PINCEMAIL
- Stress oxydant et Antioxydants

Dr C. TAL SCHALLER
- Nouvelle Alimentation Planétaire, Universelle & Consciente

F. PIASCO
- Conseils pratiques de nutrithérapie
- L'Alimentation anti-endométriose (4e éd.)

Me Jean-Pierre JOSEPH
- Vaccins, on nous aurait menti !

éditions Medicatrix

Dr J.-P. CURTAY
- Jus de grenade fermenté - 4e édition
- Gefermenteerd Granaatappelsap

Dr P. DAVID – Dr F. LOUIS
- Régénérons notre Équilibre Acido-basique
- Herstel van ons zuur-basen evenwicht

Dr V. de KERCHOVE
- Combattre cystites et vaginites…

Pr H. JOYEUX
- Stress et Cancer du Sein

Dr C. ROCHE
- Solution santé Nutricontact

Dr J. GHANAM – M. BENLEMLIH
- Les polyphenols de l'huile d'olive

A. SIMONON
- Confort féminin de 7 à 77ans

S. CASCIO
- Germe de Blé Fermenté

Dr G. MOUTON
- Introduction à la Médecine Fonctionnelle

Dr L.M. JACOB
- Programme Nutritionnel

J.J. SYLVANNEAUX
- Diététique originelle et Plaisirs sauvages

G.P. Littarru
- Ubiquinol

H. ALILOU
- Le petit livre de l'Équilibre Acido-basique

S. JACOB
- Cuisiner Végétal

Pr Benlemlih M. - Dr Ghanam J.
- Polyphénols d'huile d'olive, trésors santé !

S. CASCIO
- Fertilité en danger. Solutions naturelles pour elle et lui

J. JORTAY
- Approche Nutritionnelle de l'enfant TDH-A

F. PIASCO
- L'huile de Calanus, une forme innovante d'oméga 3

B. JABER
- Vaccin Assassin

S. CASCIO
- Vitamine D3 et K2, une synergie importante

Dr G. MOUTON
- Les Actualités de la Médecine Fonctionnelle

Pour être tenus informés de nos nouvelles publications, envoyez vos coordonnées à :
marco pietteur éditeur, 22, route des Fagnes, 4190 Ferrières, Belgique.
Tél. : + 32 (0) 4 349 03 03 – Fax : + 32 (0) 4 341 29 21 – Courriel : infos@mpeditions.be
www.testezeditions.be – www.resurgence.be

Résurgence

Une série de textes d'observations comme instrument concret
de recherches et d'analyses des diverses facettes de l'autre médecine.

Dr E. ANCELET
- Pour en finir avec Pasteur - 5e édition

M. AVÉROUS
- Médecine irresponsable

Pr J. H. ALLEN
- Matière Médicale Dermatologique

Dr P. BARBIER
- Homéopathie – Petits remèdes retrouvés

J.-S. BERGER
- L'énergie, l'Information et le Vivant

E. BOTBOL
- Climat, Santé et Homéopathie

F. BOTTACCIOLI
- Psychoneuro-endocrino-immunologie - 2e édition

Dr B. BOUFFLERS
- La Dent - Symbolisme & Homéopathie
- Mémoire de dent

Dr B. BRIGO
- Logique thérapeutique des oligoéléments et des remèdes en lithothérapie

F. CAMBAYRAC
- Maladies émergentes - 4e édition

R. CANNENPASSE-RIFFARD
- Biologie, Médecine & Physique Quantique
- Physique de la Matière

R. CANNENPASSE & J-M. DANZE
- Précis de Bioélectronique - 2e édition

Pr F. CAZZAMALI
- Le Cerveau émetteur

B. CHARTON
- Napoléon, empoisonné arsenic !

C. COULTER
- Portraits remèdes homéopathiques (3 t.)

R. CULSHAW
- La théorie VIH du SIDA, incohérence scientifique

Dr J. DANIAUD
- Les points de Weihe

J.-M. DANZE
- Le système MORA - 4e édition

J.-M. DANZE, P. LE RUZ, M. BOUSQUET, B. LOUPPE
- L'habitat sain ? - 2e édition

Dr P. L. DELONS
- Mesure d'excitabilité

S. de RUTTER
- Esthétique naturelle (2 t.)

A. DESTRE
- Psychologie, Astrologie & Pratique

A. DESTRE & Dr B. BOUFFLERS
- Le Profil astro-homéopathique

Pr A. DEWEY
- Questions-Réponses Mat. Méd. de base

P. H. DUESBERG
- L'Invention du Virus du SIDA

L. FOUCRAS
- Le Nouveau Dossier Noir du Vaccin contre l'Hépatite B
- Hippocrate si tu savais…

Dr G. GARCIA GARCIA
- Biotypologie homéo. en Médecine Dentaire

G. GOREUX-MAROIS
- Réflexions d'une biologiste

K. T. DANIEL PhD
- Soja, ami ou ennemi de notre santé ?

J.-C. GUILLAUME
- L'apiculture écologique de A à Z

Pr H. N. GUERNSEY
- Key-notes matière médicale

Dr A. HORVILLEUR
- Matière Médicale Homéopathique

Dr O. A. JULIAN
- L'Homéo. … urgences médicales
- Matière Méd. Biothérapiques-Nosodes

Pr H. JOYEUX
- Le cancer de la prostate

I. KARGER
- Les 12 Sels de Schüssler

Dr J. T. KENT
- Aphorismes

H.L. KÖNIG & H.D. BETZ
- Radiesthésistes & Sourciers

Pr K. KOROTKOV
- Les champs d'énergie humaine
- Les principes de l'analyse GDV

S. KRAMER
- Stop ! À la malbouffe croquettes de nos chiens et chats

Dr C. KREBS
- La Kinésiologie selon le Dr Charles Krebs

Dr L. KRUMHOLZ & Dr J. BORSARELLO
- Ostéopathie et Acupuncture

Drs LE FUR BENSOUSSAN & SAREMBAUD
- Pari homéopathique en Banlieue

Dr G. LIPPERT
- Médecine douce des Animaux
- Les Corps Cathédrales

Drs G. LIPPERT & B. SAPY
- La Malbouffe ou la Vie

R. LOGAN
- Le traitement homéopathique de l'eczema

Dr F. MACHINAL
- Astrologie au service du praticien homéo.

Dr P. MEIER
- Les Trois Visages de la Vie

Dr J. MERIC
- Vaccinations : je ne serai plus complice !

J. MILLEMANN & Ph. OSDOIT
- Homéopathie vétérinaire

Dr G. MOUTON
- Ecosystème intestinal et santé optimale

Actes de Colloque, Parlement européen, déc. 2003
- Sida en Afrique

Actes de Colloque, Grande Région, mars 2004
- Maladies de l'environnement : un défi...

Pr NGUYEN TAI THU
- Sémiologie thérapeutique et Analgésie en Acupuncture

G. NORDSTRÖM
- Menaces invisibles !

Y. OLIVAUX
- La Nature de l'Eau

J.-C. PEREZ
- L'ADN décrypté

Dr A. PERRIER
- Vaccins

P. PELLIZZARI
- J'ai vérifié la Médecine Nouvelle du Dr Hamer - 2e édition

F.-A. POPP
- Biologie de la lumière

A-C. QUEMOUN
- Homéopathie et Parkinson

Dr Christian ROCHE
- Une Nouvelle Énergie pour Guérir

Jean-Claude ROUSSEZ
- Sida – Supercherie scient. et arnaque hum.

Dr J. RIVÈRE
- Les correspondances graphologiques en Homéopathie

Dr R. SANANES
- Manifestations Allergiques
- Penser et écrire en Homéopathie
- Les Maux digestifs
- Seniors ! Santé, vitalité

R. SANTINI
- Guide européen pollutions électromagn.
- Téléphones cellulaires, Danger ?

Dr R. SEROR
- Connaissance répertoire Kent (3 t.)

C. SMITH & S. BEST
- L'Homme électromagnétique

S. SIMON
- Exercice illégal de la Guérison

[Études de Kiel & Tübingen]
- Amalgames dentaires

S. SIMON et M. VERCOUTÈRE
- Vaccin Hépatite B

X. SLINGUE
- Iridologie métaux et système solaire

Dr H. STOSSIER & Dr M. VON HAHN
- Système digestif performant

Dr A. TAFFIN
- Silhouette minceur Méd. douces

Pr S. H. TALCOTT & Dr J.-P. GALLAVARDIN
- Matière Médicale Homéo. Psychiatrique

C. TERREAUX
- Rôle physiologique de la conscience ...

Dr A. VAN DEN BURG
- Magnétothérapie

Dr L. VANNIER
- La Typologie et ses applications thérap.

L. VANNIER & ILIOVICI
- L'Homéopathie sans peine

Dr R. VERGINI
- Vertus curatives du Magnésium

A. VERVARCKE
- Une autre Vision de l'Homéopathie

Dr R. ZISSU
- Les Migraines en Homéopathie

M. A. DESTRÉ
- Conscience

Dr L. DE BROUWER
- Cette bouffe qui nous tue - 2e édition

Dr J.-P. MASCHI
- Sclérose en plaques et pollution électromagnétique

D. KAAYLA T.
- Soja, ami ou ennemi de notre Santé?

J.-C. GUILLAUME
- Exposé sur l'apiculture écologique

Peter LEHMANN
- Stopper la prise de psychotromes

Dr Jean-Michel PELÉ
- En finir avec la perte de vos dents !

Jean-Claude PEREZ
- Le supra-code de l'ADN

Nancy Turner BANKS, MD
- "SIDA", opium, diamants et empire

Michelle VERHAEREN
- Sommes-nous les pantins de notre histoire familiale ?

DANGER

LE PHOTOCOPILLAGE TUE LE LIVRE

Ce pictogramme mérite une explication. Son objet est d'alerter le lecteur sur la menace que représente pour l'avenir de l'écrit, particulièrement dans le domaine de l'édition technique et universitaire, le développement massif du PHOTOCOPILLAGE.

Nous rappelons à nos lecteurs français que le Code de la propriété intellectuelle du 1er juillet 1992 interdit en effet expressément la photocopie à usage collectif sans autorisation des ayants droits. Or, cette pratique s'est généralisée dans les établissements d'enseignement supérieur, provoquant une baisse brutale des achats de livres et de revues, au point que la possibilité même pour les auteurs de créer des œuvres nouvelles et de les faire éditer correctement est aujourd'hui menacée.

Nous rappelons donc que toute reproduction, partielle ou totale, de la présente publication est interdite sans autorisation, en France, du Centre français d'exploitation du droit de copie (CFC, 20 rue des Grands-Augustins, 75006 Paris) et en Belgique, de Reprobel (rue du Prince Royal 87 B-1050 Bruxelles).

Toute reproduction, adaptation, représentation ou traduction, même partielle, du présent ouvrage, sous la forme de textes imprimés, de microfilms, de photographies, de photocopies ou de tout autre moyen chimique, informatique, électronique ou mécanique ne peut être réalisée sans l'autorisation écrite de l'éditeur.

Tous droits réservés pour tous pays
y compris les états de l'ex-URSS et la Chine.

Imprimé en France (Nouvelle Imprimerie Laballery, Clamecy 58500) – N° 005359

© marco pietteur, éditeur

ISBN 978-2-87211-169-5
Dépôt légal 2020/5053/H2

22, route des Fagnes — B-4190 Ferrières (Belgique)
Tél. : + 32 (0) 4 365 27 29 – Fax : + 32 (0) 4 341 29 21
Courriel : infos@mpeditions.be

Fabien PIASCO

ENDOMÉTRIOSE APPROCHE NATURELLE

La nutraceutique pour cibler les mécanismes cellulaires de la maladie

MedicatriX

CHAPITRE 1

INTRODUCTION

Qu'est-ce que l'endométriose ?

Elle se définit par la formation de tissu endométrial en dehors de l'utérus. Les cellules endométriales ectopiques (du grec « ex topos » qui signifie « en dehors ») peuvent se retrouver sur les ovaires, les trompes de Fallope, les ligaments soutenant l'utérus et sur la surface extérieure de l'utérus. Mais on peut parfois retrouver des cellules endométriales ectopiques sur les intestins, la vessie ou les reins. Exceptionnellement sur des sites très éloignés de l'utérus (ex : poumons, yeux, cerveau).

Cette maladie chronique et invalidante touche plus d'une femme sur dix. C'est une maladie inflammatoire avec déséquilibres hormonaux. Les douleurs sont cycliques et reviennent avec les règles. Les lésions et kystes à distance vont saigner selon les variations hormonales induites par le cycle menstruel, tout comme l'endomètre de l'utérus.

Les symptômes

Les règles douloureuses constituent le principal symptôme de l'endométriose. Mais ce n'est pas le seul : troubles digestifs, urinaires, douleurs pendant les rapports sexuels sont souvent présents. Les douleurs peuvent être telles que cela peut conduire à une incapacité de travailler, d'avoir une vie sociale normale.

D'où vient l'endométriose ?

Son étiologie n'est pas réellement connue.

Il y a différentes théories pour expliquer la genèse de l'endométriose :

- Théorie de l'implantation (flux rétrograde).
- Théorie métaplasique (transformation de l'épithélium cœlomique en tissu endométrial).
- Théorie de l'induction (cellules péritonéales indifférenciées se transformant en tissu endométrial).

Conjointement de nombreux facteurs peuvent intervenir :

- Facteurs génétiques : histoire familiale, mutations et polymorphismes génétiques [1].
- Médiateurs inflammatoires (cytokines, prostaglandines PGE2, PGF2α) [2,3].
- Stress oxydatif [4].
- Déséquilibres hormonaux (hyper-œstrogénie, résistance à la progestérone) [5, 6].
- Mauvaise réponse du système immunitaire [7].

- Angiogenèse, vasculogenèse (VEGF) [8].
- Molécules d'adhésion cellulaire (ICAM, VCAM) [9].
- Métalloprotéinases matricielles (MMP) [10].
- Perturbateurs endocriniens (dioxines, PCB, pesticides, plastifiants...) [11].

Voici un schéma simplifié qui en résume une partie (selon Kong S *et al.*) [12] :

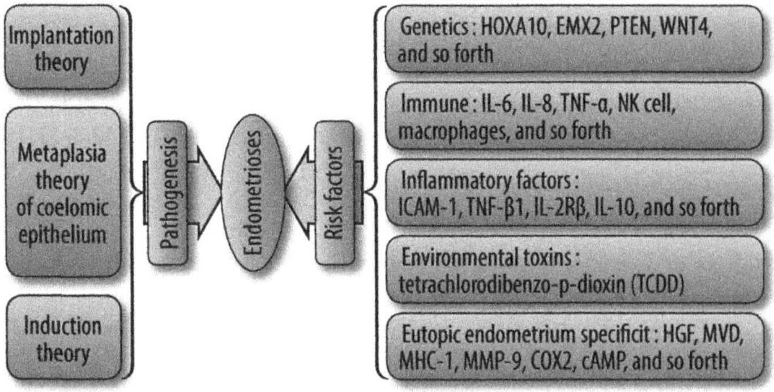

Les traitements de l'endométriose

Le traitement de l'endométriose peut être médical et/ou chirurgical. En médecine occidentale, l'hormonothérapie est couramment utilisée et fait appel à des contraceptifs oraux, des progestatifs, des dérivés d'androgènes et à des agonistes de la GnRH. A côté de cela sont beaucoup utilisés les analgésiques et les anti-inflammatoires non stéroïdiens. Cependant, l'administration à long terme de ces traitements reste un véritable problème en raison de la pléthore d'effets indésirables.

Références

1. Hansen KA, Eyster KM. Genetics and genomics of endometriosis. Clin. Obstet. Gynecol. 2010 Jun ; 53(2) : 403-12.
2. Jiang L, Yan Y, Liu Z, Wang Y. Inflammation and endometriosis. Front Biosci (Landmark Ed). 2016 Jun. 1;21:941-8.
3. Rakhila H, Bourcier N, Akoum A, Pouliot M. Abnormal Expression of Prostaglandins E2 and F2α Receptors and Transporters in Patients with Endometriosis. Biomed. Res. Int. 2015;2015:808146.
4. Scutiero G, Iannone P, Bernardi G, Bonaccorsi G, Spadaro S, Volta CA, Greco P, Nappi L. Oxidative Stress and Endometriosis: A Systematic Review of the Literature. Oxid. Med. Cell. Longev. 2017;2017:7265238.
5. Kitawaki J, Kado N, Ishihara H, Koshiba H, Kitaoka Y, Honjo H. Endometriosis: the pathophysiology as an estrogen-dependent disease. J. Steroid. Biochem. Mol. Biol. 2002 Dec;83(1-5):149-55.
6. Bulun SE, Cheng YH, Yin P, Imir G, Utsunomiya H, Attar E, Innes J, Julie Kim J. Progesterone resistance in endometriosis: link to failure to metabolize estradiol. Mol. Cell. Endocrinol. 2006 Mar 27;248(1-2):94-103.
7. Capobianco A, Rovere-Querini P. Endometriosis, a disease of the macrophage. Front. Immunol. 2013 Jan 28;4:9.
8. Rocha AL, Reis FM, Taylor RN. Angiogenesis and endometriosis. Obstet. Gyneco. Int. 2013;2013:859619.
9. Rutherford EJ, Hill ADK, Hopkins AM. Adhesion in Physiological, Benign and Malignant Proliferative States of the Endometrium: Microenvironment and the Clinical Big Picture. Cells. 2018 May 16;7(5).
10. Osteen KG, Yeaman GR, Bruner-Tran KL. Matrix metalloproteinases and endometriosis. Semin. Reprod. Med. 2003 May;21(2):155-64.
11. Smarr MM, Kannan K, Buck Louis GM. Endocrine disrupting chemicals and endometriosis. Fertil. Steril. 2016 Sep. 15;106(4):959-66.
12. Kong S, Zhang YH, Liu CF, Tsui I, Guo Y, Ai BB, Han FJ. The complementary and alternative medicine for endometriosis: a review of utilization and mechanism. Evid. Based Complement Alternat. Med. 2014;2014:146383.

CHAPITRE 2

ALIMENTATION ET ENDOMÉTRIOSE

Pourquoi agir par l'alimentation pour lutter contre l'endométriose ?

L'alimentation fait partie intégrante d'une approche holistique pour lutter contre l'endométriose, et c'est certainement un des éléments les plus importants. Mais attention, modifier l'alimentation n'a pas pour seul but de limiter les symptômes de la maladie, comme beaucoup pourraient le penser. Cela permet en réalité d'agir sur ces cinq points :

- ✓ Diminuer l'inflammation.
- ✓ Lutter contre le stress oxydatif (excès de radicaux libres, dépassant les capacités antioxydantes de l'organisme).
- ✓ Moduler les hormones, notamment en jouant sur la détoxification hépatique.
- ✓ Diminuer l'exposition aux perturbateurs endocriniens.
- ✓ Réduire les troubles digestifs.

Tous ces points sont détaillés avec précision dans mon livre « L'alimentation anti-endométriose » aux éditions Testez. Cet ouvrage, le seul du genre en langue française, fait la revue de toute la littérature scientifique autour de l'alimentation et de l'endométriose, et contient plus de 260 références scientifiques.

Des actions sur les mécanismes de la maladie ?

Il existe de nombreux témoignages qui attestent d'une rémission de l'endométriose (la maladie n'est pas guérie mais en état de dormance), sans aucun traitement médicamenteux. Seulement avec une alimentation très spécifique additionnée de quelques méthodes de santé naturelle (ex : phytothérapie, aromathérapie, ostéopathie, cures thermales, etc.). Certaines lésions peuvent diminuer voire disparaitre totalement à l'IRM (lire les nombreux témoignages dans le livre « L'alimentation anti-endométriose »).

Pourquoi une telle efficacité ? Car en annihilant l'inflammation et le stress oxydatif les mécanismes impliqués dans l'endométriose diminuent voire s'interrompent. En effet le stress oxydatif, ainsi que les médiateurs inflammatoires (cytokines pro-inflammatoires, prostaglandine de type 2) participent à la migration, l'infiltration et la prolifération des cellules endométriales composant les lésions endométriosiques [1-5]. Réduire ces processus c'est arrêter « l'engrais » qui favorise la croissance de l'endométriose. C'est aussi sur ces paramètres que vont agir les substances naturelles qui peuvent être utilisées dans les formulations de compléments alimentaires.

Les études sur le lien entre alimentation et endométriose

La plupart des données dont nous disposons sont issues d'études d'observation (cas-témoins ou études de cohorte). Elles ne prouvent pas le lien de causalité, d'où leur faiblesse. Néanmoins elles donnent de précieux indices quand on les compare aux études animales et celles *in vitro.*

Etudes sur le lien entre aliments ou groupes d'aliments et la maladie

Aliments associés à une **hausse** du risque	Aliments associés à une **baisse** du risque
Viande rouge [6, 7] Charcuterie [6]	Légumes verts [6] Fruits en général [6] Agrumes [8]

Données non attendues ou contradictoires :

Les produits laitiers ont été associés à une diminution du risque dans plusieurs études [9-11]. Cependant il peut y avoir des biais conséquents dans ce type d'étude... Une équipe de chercheurs français de l'INSERM (Institut National de la Santé Et de la Recherche Médicale) avait adressé une lettre à l'éditeur en 2013 (*American Journal of Epidemiology)* pour critiquer les conclusions de Haris et collaborateurs au sujet des produits laitiers dans la *Nurses' Health Study II* [12]. Ils suggéraient que c'était plutôt les douleurs au ventre qui poussaient les femmes atteintes d'endométriose à éviter les produits laitiers. Ainsi les femmes malades consommeraient moins de laitages volontairement pour diminuer leurs symptômes, ce qui amènerait à un biais dans l'interprétation des résultats. L'idée est qu'il n'y aurait pas de lien de causalité, mais au contraire une causalité inverse.

Si l'on y regarde de près il n'y a pas grand-chose dans les produits laitiers qui soit compatible avec l'endométriose : acides gras trans, acide arachidonique, acide palmitique, lactose (intolérance possible), caséine (hypersensibilité possible), plastifiants (phtalates), dioxine et hormones… Tous ces points sont clairement détaillés dans le livre « L'alimentation anti-endométriose » aux éditions Testez. Beaucoup de femmes sont soulagées à l'arrêt total des produits laitiers, ce qui ne va pas dans le sens de ces études.

D'autres groupes alimentaires ont aussi été associés probablement à tort à une augmentation du risque : par exemple les choux l'ont été dans une étude [8] alors qu'ils ont clairement une action anti-œstrogénique [13]. En réalité ils sont assez souvent mal tolérés sur le plan digestif.

On voit donc que certaines études d'observation sur les aliments ou groupes d'aliments comportent des biais importants.

Etudes sur le lien entre nutriments ou micronutriments et la maladie

Nutriments associés à une **hausse** du risque	Nutriments associés à une **baisse** du risque
Acides gras trans [14] Acide palmitique [14] Alcool [15]	Acides gras oméga-3 à longue chaîne (EPA et DHA) [14] Isoflavones [16] et lignanes [16, 17] Vitamines B1, B9, C & E [18]

Etudes d'intervention évaluant l'impact d'alimentations particulières sur le soulagement des symptômes

Alimentation particulière associés à une **diminution des douleurs**	Alimentation particulière associée à une **diminution des troubles digestifs**
Eviction du gluten [19]	Régime pauvre en FODMAPs (sucres fermentescibles) [20]

Conclusion

Les interventions nutritionnelles se basant sur les études disponibles (éviction gluten, parfois des FODMAPs, large consommation de fruits et légumes, emphase mise sur les oméga-3 EPA/DHA) soulagent généralement plutôt bien les symptômes des femmes atteintes d'endométriose. Nous allons le voir, la nutrithérapie, approche encore plus spécifique, intègre également des compléments alimentaires ou nutraceutiques, ce qui permet d'augmenter les bénéfices.

●●●

Références

1. Scutiero G, Iannone P, Bernardi G, Bonaccorsi G, Spadaro S, Volta CA, Greco P, Nappi L. Oxidative Stress and Endometriosis: A Systematic Review of the Literature. Oxid. Med. Cel.l Longev. 2017;2017:7265238.
2. Ahn SH, Edwards AK, Singh SS, Young SL, Lessey BA, Tayade C. IL-17A Contributes to the Pathogenesis of Endometriosis by Triggering Proinflammatory Cytokines and Angiogenic Growth Factors. J. Immunol. 2015 Sep 15;195(6):2591-600.
3. Peng Y, Ma J, Lin J. Activation of the CXCL16/CXCR6 Axis by TNF-α Contributes to Ectopic Endometrial Stromal Cells Migration and Invasion. Reprod. Sci. 2019 Mar;26(3):420-427.
4. Wu MH, Lu CW, Chuang PC, Tsai SJ. Prostaglandin E2: the master of endometriosis? Exp. Biol. Med. (Maywood). 2010 Jun;235(6):668-77.
5. Sacco K, Portelli M, Pollacco J, Schembri-Wismayer P, Calleja-Agius J. The role of prostaglandin E2 in endometriosis. Gynecol. Endocrinol. 2012 Feb;28(2):134-8.
6. Parazzini F, Chiaffarino F, Surace M, Chatenoud L, Cipriani S, Chiantera V, Benzi G, Fedele L. Selected food intake and risk of endometriosis. Hum. Reprod. 2004 Aug;19(8):1755-9.
7. Yamamoto A, Harris HR, Vitonis AF, Chavarro JE, Missmer SA. A prospective cohort study of meat and fish consumption and endometriosis risk. Am. J. Obstet. Gynecol. 2018 Aug;219(2):178.
8. Harris HR, Eke AC, Chavarro JE, Missmer SA. Fruit and vegetable consumption and risk of endometriosis. Hum. Reprod. 2018 Apr 1; 33(4): 715-727.
9. Trabert B1, Peters U, De Roos AJ, Scholes D, Holt VL. Diet and risk of endometriosis in a population-based case-control study. Br. J. Nutr. 2011 Feb;105(3):459-67.
10. Harris HR, Chavarro JE, Malspeis S, Willett WC, Missmer SA. Dairy-Food, Calcium, Magnesium, and Vitamin D Intake and Endometriosis: A Prospective Cohort Study. Am. J. Epidemiol. 2013 Mar 1; 177(5): 420–430.
11. Nodler JL, Harris HR, Chavarro JE, Frazier AL, Missmer SA. Dairy consumption during adolescence and endometriosis risk. Am. J. Obstet. Gynecol. 2019 Sep 14.
12. Mesrine S, Clavel-Chapelon F, Boutron-Ruault MC. Re: «Dairy-food, calcium, magnesium, and vitamin D intake and endometriosis: a prospective cohort study». Am. J. Epidemiol. 2013 Aug 15;178(4):664-5.
13. Enríquez J, Velázquez-Cruz R, Parra-Torres A, Gutiérrez-Sagal R, Larrea F. The anti-estrogenic activity of indole-3-carbinol in neonatal rat osteoblasts is associated with the estrogen receptor antagonist 2-hydroxyestradiol. J. Endocrinol. Invest. 2016 Oct;39(10):1149-58.

14. Missmer SA, Chavarro JE, Malspeis S, Bertone-Johnson ER, Hornstein MD, Spiegelman D, Barbieri RL, Willett WC, Hankinson SE. A prospective study of dietary fat consumption and endometriosis risk. Hum. Reprod. 2010 Jun;25(6):1528-35.

15. Parazzini F, Cipriani S, Bravi F, Pelucchi C, Chiaffarino F, Ricci E, Viganò P. A metaanalysis on alcohol consumption and risk of endometriosis. Am. J. Obstet. Gynecol. 2013 Aug;209(2):106.

16. Tsuchiya M, Miura T, Hanaoka T, Iwasaki M, Sasaki H, Tanaka T, Nakao H, Katoh T, Ikenoue T, Kabuto M, Tsugane S. Effect of soy isoflavones on endometriosis: interaction with estrogen receptor 2 gene polymorphism. Epidemiology 2007 May;18(3):402-8.

17. Youseflu S, Jahanian Sadatmahalleh SH, Mottaghi A, Kazemnejad A. Dietary Phytoestrogen Intake and The Risk of Endometriosis in Iranian Women: A Case-Control Study. Int. J. Fertil. Steril. 2020 Jan;13(4):296-300.

18. Darling AM, Chavarro JE, Malspeis S, Harris HR, Missmer SA. A prospective cohort study of Vitamins B, C, E, and multivitamin intake and endometriosis. J. Endometr. 2013 Jan 1;5(1):17-26.

19. Marziali M, Venza M, Lazzaro S, Lazzaro A, Micossi C, Stolfi VM. Gluten-free diet: a new strategy for management of painful endometriosis related symptoms? Minerva Chir. 2012 Dec;67(6):499-504.

20. Moore JS, Gibson PR, Perry RE, Burgell RE. Endometriosis in patients with irritable bowel syndrome: Specific symptomatic and demographic profile, and response to the low FODMAP diet. Aust. N. Z. J. Obstet. Gynaecol. 2017 Apr; 57(2):201-205.

CHAPITRE 3

DES PRODUITS NATURELS CONTRE L'ENDOMÉTRIOSE ?

Pourquoi l'usage prolongé de médicaments est un problème ?

Les médicaments sont forts utiles voire indispensables en aigu. Contrairement à la plupart des substances naturelles qui peuvent être utilisées au long cours sans problèmes, les traitements médicamenteux ont presque toujours des effets pervers.

Les traitements les plus couramment employés en cas d'endométriose sont les anti-inflammatoires, les antalgiques de palier 2 (opiacés), ainsi que des traitements hormonaux. Passons-les en revue et voyons comment ils peuvent entretenir des cercles vicieux.

Anti-inflammatoires non stéroïdiens (AINS)

- → Ils bloquent la production de prostaglandines inflammatoires produites à partir des oméga-6 (PGE2), mais bloquent également les prostaglandines bénéfiques issues des oméga-3 (PGE3), d'où une mauvaise gestion des processus inflammatoires par l'organisme.
- → Ils induisent une hyperperméabilité intestinale [1]. L'intestin devient poreux…
- → Cet intestin qui fuit (Leaky gut syndrome) permet le passage de macromolécules dans le courant sanguin (éléments étranger à l'organisme), dont la translocation du LPS, une endotoxine bactérienne (élément de la paroi des bactéries Gram négatif, dont *Escherichia coli*).
- → Ceci engendre une réponse inflammatoire (activation de la voie LPS-TLR4) [2].
- → Cette perméabilité intestinale permet le développement de nouvelles intolérances/allergies alimentaires, amenant à de l'inflammation systémique (cercle vicieux) [3].

Au total les anti-inflammatoires non stéroïdiens créent plusieurs cercles vicieux qui entretiennent l'inflammation. On a donc un effet paradoxal.

Inhibiteurs de la pompe à protons (IPP, médicaments type « prazole »)

Ce sont des traitements qui sont prescrits conjointement aux AINS dans le but de protéger l'estomac. Malheureusement, au-delà de leur forte toxicité pour les reins, les IPP induisent des effets secondaires qui peuvent majorer les problèmes rencontrés dans l'endométriose :

→ Ils empêchent l'activation de certaines enzymes, d'où une mauvaise digestion des protéines, avec comme conséquence une dysbiose intestinale [4], elle-même génératrice d'inflammation.

→ Les IPP majorent le risque d'ostéoporose [5], déjà présent avec les traitements mettant en ménopause artificielle (la perte osseuse induite par analogue de la GnRH étant tout de même réversible [6]).

→ Ils induisent des carences en magnésium [7], lesquelles augmentent l'inflammation [8].

Les IPP, prescrits pour éviter certains effets secondaires, en créent d'autres, qui malheureusement entretiennent l'inflammation.

Paracétamol

Le paracétamol est peu efficace contre les douleurs induites par l'endométriose. Néanmoins il fait partie de la composition d'antalgiques en combinaisons (ex: tramadol/paracétamol, codéine/paracétamol). Voici la liste des impacts négatifs du paracétamol:

→ Le paracétamol épuise le glutathion, un antioxydant endogène, c'est-à-dire produit par l'organisme.

→ Cela engendre une baisse de la capacité antioxydante, conséquence du manque de glutathion.

→ Il y a majoration du stress oxydatif [9], ce dernier favorisant l'inflammation.

Le paracétamol, en plus de sa forte toxicité pour le foie, crée lui aussi un terrain propice au stress oxydatif et à l'inflammation.

Antalgiques opiacés

- Ils engendrent de l'accoutumance, d'où une augmentation des hyperalgies.
- Si mal supportés, ou accoutumance, il y a généralement un report sur les AINS, avec leurs inconvénients vus précédemment.
- Ils provoquent de la constipation, ce qui entraîne à la longue une dysbiose (risque de SIBO – Small Intestin Bacterial Overgrowth, une pullulation bactérienne dans le grêle).

De par leur effet paralysant sur les mouvements de l'intestin les opiacés peuvent faire migrer et pulluler les bactéries dans le grêle et augmenter les troubles digestifs et l'inflammation.

Les dérivés de la progestérone

- La prise de progestatif fait prendre du poids, sous forme de masse grasse.
- Cette masse grasse nouvellement formée produit d'avantage de cytokines inflammatoires.
- Il peut y avoir une augmentation de l'activité de l'aromatase, enzyme exprimée dans le tissu gras, d'où une production accrue d'œstrogènes.
- Les progestatifs causent des troubles digestifs : constipation, dysbiose intestinale, conduisant toujours à l'inflammation (l'intestin est générateur d'inflammation en cas de dysbiose).

La prise de poids induite par les progestatifs est finalement un facteur d'hyperœstrogénie et d'inflammation.

Cyprotérone

En plus du risque grave de méningiome (tumeur cérébrale), la cyprotérone, un anti-androgène, présente d'autres effets secondaires :

→ La cyprotérone est hépatotoxique. Le foie ainsi atteint ne peut plus faire son travail de détoxification des hormones, des perturbateurs endocriniens, etc.

Un foie surchargé va nécessairement laisser s'accumuler les perturbateurs endocriniens...

Analogues de la GnRH

→ Ce type d'injection augmente la colonisation microbienne intra-utérine, entraînant l'apparition d'une endométrite (infection de l'endomètre) chez les femmes atteintes d'endométriose [10].

La contamination bactérienne est une théorie qui a dernièrement été évoquée comme facteur dans l'endométriose. On voit que ce type de traitement, malheureusement, majore ce problème.

Faire autrement ?

Il est primordial d'utiliser les diverses thérapies naturelles, quelles qu'elles soient, comme l'aromathérapie, la phytothérapie, le yoga, l'ostéopathie, nutrition, etc., dès le diagnostic d'endométriose.

Les utiliser en dernier recours est une grave erreur car les traitements médicamenteux ont pu majorer des perturbations qui sont justement impliquées dans la maladie...

La nutrithérapie (alimentation anti-inflammatoire et la prise de nutraceutiques) attaque le problème à la racine, en réduisant les médiateurs inflammatoires (PGE2 et cytokines pro-inflammatoires), et le stress oxydatif, deux mécanismes favorisant la prolifération, la migration et l'infiltration des cellules endométriales. Ce n'est donc pas optionnel, mais obligatoire !

Bien sûr des médicaments ou autres traitements peuvent être nécessaires, mais il est essentiel d'avoir une approche holistique, plutôt que segmentée et passive.

Les recherches sur des substances naturelles

Les recherches sur le lien entre alimentation et endométriose sont bien présentes, mais insuffisantes. En revanche celles sur les substances naturelles abondent…

Les scientifiques sont à la recherche de traitements naturels et efficaces. Les études sont généralement très encourageantes. Elles n'ont certes pas toutes le même poids selon qu'il s'agisse d'études sur des cultures de cellules, des études sur l'animal ou bien des essais cliniques… En voici la liste (certaines substances ont été testées en combinaisons) :

- Açai (étude sur l'animal).
- Achillée millefeuille (étude sur l'animal).
- Acide alpha-lipoïque (essai clinique).
- Acide caféique et son dérivé, l'ester caféate de phénéthyle (étude sur l'animal).
- Ail noir vieilli (*in vitro*).
- Andrographolide, extrait d'andrographis (*in vitro*, étude sur l'animal).

- Argousier (étude sur l'animal).
- Artemisia (*in vitro*).
- Bêta-caryophyllène (étude sur l'animal).
- Bromélaïne (essai clinique).
- Crocine, extrait de safran (étude sur l'animal).
- Chrysine (*in vitro*).
- Curcumine (*in vitro*, études animales, essai clinique).
- Daidzéine, isoflavone (*in vitro*, études sur l'animal).
- EGCG, épigallo-catéchine gallate, extrait de thé vert (*in vitro*, études sur l'animal).
- DIM, 3,3'-diindolylméthane (*in vitro, ex vivo,* essai clinique).
- Grande camomille (essai clinique).
- Griffe du chat, *Uncaria tomentosa* (étude sur l'animal).
- Kudzu (*in vitro*, étude sur l'animal).
- Ginseng (*in vitro*).
- Lutéoline (*in vitro*, étude sur l'animal).
- Mélatonine (*in vitro*, essais cliniques).
- Millepertuis (étude sur l'animal).
- NAC, N-acétyl-cystéine (essai clinique).
- Naringénine, flavonoïde (*in vitro*).
- Oméga-3 EPA/DHA (*in vitro*, études sur l'animal, essais cliniques).
- Ortie, *urtica dioica* (étude sur l'animal).
- PEA, palmitoyléthanolamide, amide d'acide gras (essais cliniques).
- Probiotique Lactobacillus gasseri (*in vitro*, études sur l'animal, essai clinique).
- Pycnogenol®, extrait de pin des Landes (essai clinique).
- Quercétine (*in vitro*, étude sur l'animal, essai clinique).
- Resvératrol (*in vitro*, études animales, essais cliniques).
- Romarin (*in vitro*, étude sur l'animal, essai clinique).

- Sauge chinoise, *Salvia miltiorrhiza* (étude sur l'animal).
- Scutellaire (*in vitro*, étude sur l'animal).
- Sulforaphane, extrait de brocoli (études sur l'animal).
- Viorne (étude sur l'animal).
- Vitamine B3, nicotinamide (essai clinique).
- Vitamine B9 active, 5-méthyltétrahydrofolate (essai clinique).
- Vitamine C (essai clinique).
- Vitamine E (essai clinique).
- Vitamine D (*in vitro*, études animales, essais cliniques).
- Xanthohumol, extrait de houblon (étude sur l'animal).

Cette liste pourrait s'allonger si l'on prenait en compte les études sur les plantes de la pharmacopée chinoise ou bien de l'Ayurveda !

Modes d'actions des produits naturels sur la maladie

Les substances naturelles citées ci-dessus s'attaquent aux différents mécanismes impliqués dans la maladie :

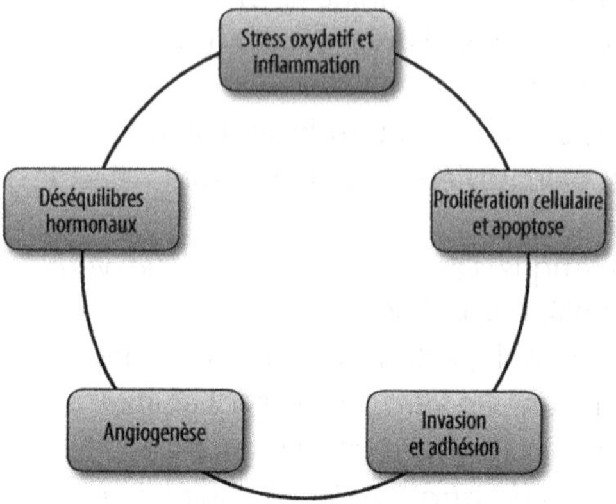

Nous allons le voir, la formulation bien pensée d'un nutraceutique pourrait permettre un traitement naturel et physiologique de l'endométriose, au cœur des processus cellulaires.

Références

1. Tugendreich S, Pearson CI, Sagartz J, Jarnagin K, Kolaja K. NSAID-induced acute phase response is due to increased intestinal permeability and characterized by early and consistent alterations in hepatic gene expression. Toxicol Pathol. 2006;34(2):168-79.
2. Carotti S, Guarino MP, Vespasiani-Gentilucci U1, Morini S. Starring role of toll-like receptor-4 activation in the gut-liver axis. World J. Gastrointest. Pathophysiol. 2015 Nov 15;6(4):99-109.
3. Perrier C, Corthésy B. Gut permeability and food allergies. Clin. Exp. Allergy. 2011 Jan;41(1):20-8.
4. Hojo M, Asahara T, Nagahara A, Takeda T, Matsumoto K, Ueyama H, Matsumoto K, Asaoka D, Takahashi T, Nomoto K, Yamashiro Y, Watanabe S. Gut Microbiota Composition Before and After Use of Proton Pump Inhibitors. Dig. Dis. Sci. 2018 Nov;63(11):2940-2949.
5. Lin SM, Yang SH, Liang CC, Huang HK. Proton pump inhibitor use and the risk of osteoporosis and fracture in stroke patients: a population-based cohort study. Osteoporos. Int. 2018 Jan;29(1):153-162.
6. Waibel-Treber S, Minne HW, Scharla SH, Bremen T, Ziegler R, Leyendecker G. Reversible bone loss in women treated with GnRH-agonists for endometriosis and uterine leiomyoma. Hum. Reprod. 1989 May;4(4):384-8.
7. William JH, Danziger J. Magnesium Deficiency and Proton-Pump Inhibitor Use: A Clinical Review. J. Clin. Pharmacol. 2016 Jun;56(6):660-8.
8. Nielsen FH. Effects of magnesium depletion on inflammation in chronic disease. Curr. Opin. Clin. Nutr. Metab. Care. 2014 Nov;17(6):525-30.
9. Wang X, Wu Q, Liu A, Anadón A, Rodríguez JL, Martínez-Larrañaga MR, Yuan Z, Martínez MA. Paracetamol: overdose-induced oxidative stress toxicity, metabolism, and protective effects of various compounds *in vivo* and *in vitro*. Drug Metab Rev. 2017 Nov;49(4):395-437.
10. Khan KN, Fujishita A, Hiraki K, Kitajima M, Nakashima M, Fushiki S, Kitawaki J. Bacterial contamination hypothesis: a new concept in endometriosis. Reprod. Med. Biol. 2018 Jan 18;17(2):125-133.

CHAPITRE 4

LES SUBSTANCES NATURELLES LES PLUS UTILES POUR LUTTER CONTRE L'ENDOMÉTRIOSE

Les substances détaillées dans ce chapitre sont listées par ordre alphabétique, pour des recherches plus faciles. Il ne s'agit donc pas d'un classement par ordre d'importance.

Curcumine

La curcumine est un polyphénol présent à hauteur de 6 % environ dans l'épice curcuma. Utilisée dans le traitement naturel de nombreuses maladies, elle semble vraiment incontournable dans l'endométriose car elle cible un très grand nombre de mécanismes impliqués dans la pathologie.

Curcumine et maladies inflammatoires

D'une manière générale la curcumine est intéressante contre les maladies inflammatoires car elle est reconnue comme agent anti-inflammatoire et comme puissant antioxydant [1]. Ces deux points sont très importants pour lutter contre l'endométriose. En fait la curcumine possède un éventail d'actions très large pour agir sur différents processus cellulaires impliqués dans cette maladie [2].

Réduction des œstrogènes

Bien que l'endométriose soit une pathologie multifactorielle, le rôle des œstrogènes semble être démontré par de nombreuses études. On parle donc de maladie œstrogéno-dépendante. Une étude *in vitro* a montré que la curcumine a pu supprimer la prolifération des cellules endométriales en réduisant la valeur d'œstradiol [3].

Enzymes du remodelage cellulaire

Les métalloprotéinases matricielles (MMP) ont des rôles dans la modification de la matrice extracellulaire. En affectant le remodelage tissulaire les MMP jouent un rôle important dans la progression de l'endométriose. Les cibler pour en réduire leur effet serait une action thérapeutique souhaitable pour lutter contre cette maladie. Des études sur les MMP et la curcumine dans l'endométriose existent. Elles montrent que la curcumine peut réguler à la baisse plusieurs types de métalloprotéinases matricielles : les MMP-2 [4], les MMP-3 [5] et les MMP-9 [6].

Molécules d'adhésion cellulaire

Les molécules d'adhésion cellulaire sont des protéines de surface cellulaire qui assurent l'adhésion cellulaire, les réponses inflammatoires et immunitaires, ainsi que les processus biologiques liés au cancer. L'expression altérée des molécules d'adhésion VCAM-1 et ICAM-1 chez les femmes atteintes d'endométriose est un mécanisme connu. Des études *in vitro* (culture de cellules endométriales de femmes atteintes d'endométriose) montrent que la curcumine peut inhiber ICAM-1 et VCAM-1 [7].

Médiateurs inflammatoires

Le facteur de nécrose tumorale (tumor necrosis factor ou TNF-α), est une cytokine impliquée dans l'inflammation généralisée et dans la réaction de phase aiguë. Le traitement de cellules stromales endométriosiques avec de la curcumine a considérablement inhibé la sécrétion de cytokines pro-inflammatoires IL-6 et IL-8 induite par le TNF-α. De plus, la curcumine a inhibé l'activation du facteur de transcription NF-κB, un régulateur clé de l'inflammation, dans les cellules stromales endométriosiques humaines [7].

Facteur de croissance de l'endothélium vasculaire

Le facteur de croissance de l'endothélium vasculaire, ou VEGF, est fortement impliqué dans l'endométriose. Il contrôle la formation de nouveaux vaisseaux, processus appelé angiogenèse.

Historiquement sa découverte a déclenché des recherches intensives sur les modalités thérapeutiques anti-angiogéniques, notamment dans le domaine de la cancérologie. Dans l'endométriose les substances anti-angiogéniqes, qui bloquent le VEGF, ont le même intérêt. Or c'est une des actions de la curcumine, comme l'ont montré plusieurs études[8].

Voie de signalisation GLI1

Le GLI1 (Glioma-Associated Oncogene 1) est un facteur de transcription intervenant, entre autres, dans la cancérogenèse. Il se trouve que les mécanismes moléculaires associés au cancer pourraient soutenir la formation de lésions d'endométriose. Selon une étude récente le GLI1 est augmenté dans l'endométriose ovarienne et régule la migration, l'invasion et la prolifération des cellules stromales endométriales[9]. « *Comprendre le gène GLI1 est une clé pour améliorer notre compréhension de la pathogenèse de l'endométriose ainsi que pour développer de nouvelles stratégies thérapeutiques plus efficaces pour traiter l'endométriose* », conclut l'étude. Il se trouve que la curcumine est capable d'agir sur la voie de signalisation GLI1 : une étude *in vitro* a montré que les niveaux d'ARNm et de protéines de signalisation SHH / GLI1 (Shh, Smo, GLI1) sont régulés à la baisse d'une manière dépendante de la dose et du temps par la curcumine. Il y a aussi eu une expérimentation *in vivo* dans laquelle la curcumine a réduit le volume tumoral et l'expression de GLI1 [10].

Bêta-caténine

La signalisation de la β-caténine a un rôle important dans la physiopathologie de l'endométriose, sur le plan cicatriciel. Son ciblage par des médicaments représente une nouvelle méthode pour inhiber la fibrose dans l'endométriose. Mais la curcumine possède aussi cette propriété. Une étude sur les cellules cancéreuses mammaires (MCF-7 et MDA-MB-231) a montré que la curcumine inhibe efficacement la bêta-caténine [11].

Marqueur tumoral CA 125

Le marqueur tumoral CA 125 est considéré comme étant produit par les cellules endométriales et mésothéliales. Il pénètre dans la circulation en réponse à l'inflammation *via* l'endothélium des capillaires. Il a été rapporté que chez les femmes présentant un symptôme d'endométriose, le niveau de CA 125 $\geq$ 30 unités / ml est très spécifique pour un diagnostic d'endométriose [12].

Des scientifiques de la *Fondazione Italiana Endometriosi* de Rome ont testé la curcumine sur une cohorte de patientes traitées sur 3 mois. Il a été noté une réduction de l'antigène tumoral 125 [13]. Néanmoins la curcumine a été combinée à d'autres nutriments tels que les vitamines B3 et B9, la quercétine et des acides gras essentiels. On ne peut donc pas en tirer de conclusion.

Une autre étude, cette fois sur l'animal, a été sans effet sur le CA 125, mais la curcumine a empêché la formation de tumeurs [14].

Perturbateurs endocriniens

La curcumine inhibe les effets œstrogéniques des pesticides (DDT) et des produits chimiques environnementaux (4-nonylphénol et 4-octylphénol). Ceci a été mis en évidence par des tests *in vitro* sur des cellules de cancer du sein humain ER-positives (MCF-7 et T47D) et des cellules MDA-MB-231 ER-négatives [15].

Action antalgique

Indépendamment de son action anti-inflammatoire la curcumine possède une action antalgique (anti-nociceptive), en agissant sur les récepteurs mu et delta aux opiacés [16].

Syndrome prémenstruel

Un essai contrôlé randomisé en double aveugle a montré une atténuation de la gravité des symptômes du syndrome prémenstruel, qui étaient probablement médiés par la modulation des neurotransmetteurs et les effets anti-inflammatoires de la curcumine [17].

Delta-6-désaturase et métabolisme des oméga-3

Il est admis que dans les maladies inflammatoires (dont l'endométriose) la première enzyme du métabolisme des acides gras essentiels, la delta-6-désaturase, est déficiente. Cela signifie que l'oméga-3 du règne végétal (l'acide alpha-linolénique) est très peu converti en forme active dans l'organisme (oméga-3 à longue chaîne EPA et DHA). Une étude a montré que la curcumine augmente la formation de DHA à partir de l'acide alpha-linolénique (oméga-3 des végétaux) au niveau du cerveau, mais aussi du foie, en élevant les niveaux d'enzymes FADS2 (= delta-6-désaturase) et élongase 2 [18].

Biodisponibilité de la curcumine

Curcumine à biodisponibilité augmentée

La curcumine a comme défaut principal une faible biodisponibilité : elle est très faiblement absorbée par l'intestin, métabolisée en forme inactive par le foie et rapidement éliminée. La toute première technique utilisée en nutraceutique consistait à ajouter de la pipérine de poivre[19]. Sa biodisponibilité était alors augmentée d'un facteur vingt, mais cela engendrait différents problèmes : irritation intestinale et perturbation des fonctions de détoxification hépatique. En bloquant la glucuronidation [20] la curcumine était moins vite éliminée, mais c'est aussi une voie d'élimination utilisée pour les hormones et les perturbateurs endocriniens.

Se sont succédées différentes générations de curcumines brevetées dont le but était d'augmenter la biodisponibilité. Les curcumines de dernière génération sont les curcumagalactomannosides (curcumine encapsulée dans des fibres de fenugrec) et les particules lipidiques solides.

Le brevet Longvida® (Verdure Sciences Inc.) est la seule curcumine du marché à particules lipidiques solides. Il s'agit de curcumine libre, c'est-à-dire non conjuguée par le foie, et donc physiologiquement active. Elle possède une biodisponibilité très augmentée : concentration maximale (Cmax) 67 fois, et aire sous la courbe (AUC) 285 fois supérieure à la curcumine simple [21].

Une étude *in vitro* a montré que les particules lipidiques solides de curcumine libre Longvida® permettaient de diminuer la production de médiateurs inflammatoires (prostaglandine E2 et IL-6) en inhibant l'activation du NF-κB [22].

Curcumine simple

La curcumine simple pourrait-elle alors avoir un intérêt dans l'endométriose ? En réalité oui, en agissant sur l'écosystème intestinal.

L'intestin peut être une source d'inflammation. Si ce dernier est en mauvaise état pour des raisons qui peuvent être variées, une hyperperméabilité peut survenir. L'intestin alors poreux permet le passage d'éléments étrangers dans la circulation sanguine, dont le lipopolysaccharide (LPS, endotoxine issue de la paroi des bactéries Gram négatif). Ceci active une réponse inflammatoire (voie de l'inflammation LPS-TLR4). Or il se trouve que la curcumine module la fonction des cellules épithéliales de l'intestin et améliore la barrière intestinale [23].

La curcumine augmente l'expression des phosphatases alcalines intestinales (PAI) et des protéines des jonctions serrées et corrige la perméabilité intestinale [24]. Les PAI sont des protéines fabriquées par l'épithélium intestinal. La perte d'expression ou de fonction des PAI est associée à une augmentation de l'inflammation intestinale, à une dysbiose (déséquilibre de la flore), à une translocation bactérienne dans la circulation sanguine et par la suite à une inflammation systémique, c'est-à-dire généralisée à tout l'organisme [25].

La curcumine diminue la translocation du LPS et diminue donc l'inflammation *via* ce mécanisme [26]. La curcumine peut ainsi agir sur l'inflammation malgré sa faible biodisponibilité, et ce, par un mécanisme indirect.

La curcumine agirait également sur la flore intestinale. *Ainsi, il est suspecté que la curcumine et ses dérivés exercent des effets régulateurs directs sur le microbiote intestinal, ce qui pourrait expliquer le paradoxe entre la faible biodisponibilité systémique de la curcumine et ses activités pharmacologiques largement rapportées,* selon les dire de certains chercheurs [27]. Il est important de comprendre que l'interaction curcumine-microbiote fonctionne dans les deux sens : la flore modifie les curcuminoïdes avant qu'ils ne soient de nouveau transformés par le foie, mais les curcuminoïdes modifient également la flore. L'administration de curcumine modifie considérablement le rapport entre le microbiote bénéfique et le microbiote pathogène en augmentant l'abondance des bifidobactéries, des lactobacilles et des bactéries productrices de butyrate et en réduisant les charges de *Prevotellaceae*, *Coriobacterales*, entérobactéries et les entérocoques. Ces altérations du microbiote intestinal pourraient expliquer l'efficacité de la modulation immunitaire.

La curcumine simple agit donc sur le microbiote intestinal, la perméabilité intestinale, l'"inflammation intestinale, mais aussi contre les infections bactériennes, parasitaires et fongiques[28].

Curcumine à biodisponibilité augmentée versus curcumine simple

Elles n'ont pas les mêmes rôles: la curcumine à biodisponibilité augmentée cible les cellules à l'intérieur de l'organisme, alors que la version simple modifie l'écosystème et la barrière intestinale. Même si les deux possèdent des actions anti-inflammatoires (directes ou indirectes), leurs cibles sont différentes.

Gingembre

Le gingembre possède de multiples atouts pour l'endométriose : il réduit l'inflammation et le stress oxydatif [29]. De plus il améliore la digestion [30]. Mais il a des propriétés intéressantes plus spécifiques :

Ménorragies

Un essai clinique contrôlé randomisé en double aveugle a montré un niveau de perte de sang menstruel considérablement diminué au cours des trois cycles d'intervention dans le groupe recevant du gingembre. La diminution de la perte de sang dans le groupe recevant du gingembre était significativement plus remarquable que celle des participants recevant un placebo [31].

Syndrome prémenstruel

Un autre essai clinique contrôlé randomisé a quant à lui évalué les effets du gingembre sur la gravité des symptômes du syndrome prémenstruel (SPM). Chaque participante a reçu deux capsules de gingembre par jour de sept jours avant la menstruation à trois jours après la menstruation, pendant trois cycles. La sévérité des symptômes a été évaluée par un questionnaire. Les données avant l'intervention ont été comparées aux dates 1, 2 et 3 mois après l'intervention. Avant l'intervention, il n'y avait pas de différence significative entre les scores moyens des symptômes du SPM dans les deux groupes, mais après 1, 2 et 3 mois de traitement, il y avait une différence significative entre les deux groupes. Sur la base des résultats de cette étude, les auteurs concluent que le gingembre peut être efficace pour réduire la gravité de l'humeur et les symptômes physiques et comportementaux du syndrome prémenstruel [32].

Magnésium

La prise de magnésium chez une femme atteinte d'endométriose peut avoir plusieurs intérêts : limiter les spasmes et crampes, diminuer la fatigue, lutter contre la sensibilité au stress et améliorer la qualité du sommeil.

Mais d'autres aspects semblent très intéressants : le magnésium possède aussi des propriétés antalgiques en se liant aux récepteurs NMDA [33], ainsi qu'une action anti-inflammatoire. Une méta-analyse de 2017 sur 11 études l'a clairement affirmé : le magnésium permet de réduire la CRP (protéine C-réactive, marqueur de l'inflammation) chez les sujets souffrant d'inflammation [34].

Les formes de magnésium qui sont à la fois hautement biodisponibles, mais également bien tolérées sur le plan digestif sont à préférer: bisglycinate, taurinate, malate et glycérophosphate. Le minimum à utiliser est 100 mg par jour et la plupart du temps on monte à 300 mg par jour. La dose de magnésium peut être calculée de cette façon : 6 mg/kg par jour.

Mélatonine

La mélatonine est une neuro-hormone sécrétée par la glande pinéale, située dans le cerveau, en réponse à l'absence de lumière. Elle est responsable du déclenchement du sommeil. Récemment la science s'est intéressée à d'autres de ses propriétés. Elle agit également comme antioxydant et antidouleur. Dans l'endométriose elle pourrait aussi être bénéfique en agissant sur une voie de signalisation cellulaire spécifique.

Mélatonine et douleurs

Les femmes souffrant à la fois d'endométriose et de troubles du sommeil ont tout intérêt à prendre de la mélatonine. Cette hormone du sommeil est connue pour avoir aussi des effets antioxydants et antalgiques. En 2017 une méta-analyse incluant 19 études a permis de conclure que la mélatonine possède bel et bien des effets anti-nociceptifs (antidouleurs) [35].

Un essai clinique randomisé en double aveugle (phase II) a montré qu'une dose forte de mélatonine (10 mg) pendant 8 semaines réduisait les scores de douleur de près de 40 % et la dysménorrhée de 38 % (femmes traitées versus femmes non traitées). Elle a aussi permis de réduire de 80 % le recours aux médicaments antalgiques [36].

Voie de signalisation Notch

Sur le plan physiopathologique la mélatonine pourrait aussi jouer un rôle bénéfique : Elle pourrait bloquer la migration, l'invasion et la transition épithéliale-mésenchymateuse induites par le 17β-estradiol dans les cellules épithéliales normales et endométriosiques (notamment en diminuant l'activité de la voie de signalisation Notch) [37].

N-acétyl-cystéine

La N-acétylcystéine ou NAC est un acide aminé non essentiel. Elle est le précurseur du glutathion, un antioxydant endogène (produit par l'organisme). Utilisée couramment en médecine comme fluidifiant bronchique (et comme antidote du paracétamol en injections), elle pourrait être fort intéressante dans le traitement naturel de l'endométriose, pour lutter contre le stress oxydatif, mais pas seulement.

Plus qu'un antioxydant

Dans un modèle expérimental animal la N-acétyl-L-cystéine a exercé une action complexe sur les cellules de l'endomètre, impliquant une régulation de l'expression des gènes et de l'activité et de l'emplacement des protéines, convergeant toutes vers une diminution de la prolifération et un basculement vers un phénotype différenciant, moins invasif et moins inflammatoire (baisse de la COX2 et de la MMP-9). Les auteurs de l'étude concluent que, compte tenu de l'absence d'effets secondaires indésirables, y compris le potentiel de fertilité non affecté, cela suggère une utilisation bénéfique de la NAC dans le traitement clinique de l'endométriose [38].

Comparatif avec des traitements médicamenteux lourds

Une étude sur l'animal a comparé l'efficacité de l'acétate de leuprolide (analogue de la GnRH), l'amifostine (cytoprotecteur utilisé en chimiothérapie) et la NAC. Il y a eu un quatrième groupe sans traitement utilisé comme témoin. Les trois traitements ont provoqué des diminutions significatives des implants et des taux sériques et péritonéaux de TNF-alpha (médiateur inflammatoire). En comparant tous les groupes, ces réductions étaient plus élevées dans le groupe de la NAC. Au microscope électronique à transmission, le leuprolide semblait mieux protéger la structure normale du péritoine par rapport aux autres groupes. Quoiqu'il en soit, l'amifostine, la NAC et le leuprolide ont provoqué une régression de l'endométriose dans ce modèle animal expérimental [39]. Mais l'avantage de la NAC est sa non toxicité…

En combinaison avec d'autres substances

Une étude a démontré que des souris traitées par de la NAC combinée à de l'acide alpha-lipoïque (antioxydant) et de la bromélaïne (enzyme protéolytique anti-inflammatoire) présentaient un nombre inférieur de kystes, de plus petite taille, par rapport aux souris non traitées. Les conclusions des chercheurs : *nos résultats suggèrent que ces compléments alimentaires peuvent avoir des utilisations thérapeutiques potentielles dans le traitement des maladies inflammatoires chroniques comme l'endométriose* [40].

Etude clinique

La NAC ayant préalablement donné de bons résultats dans des modèles animaux d'endométriose, une étude a finalement été réalisée en Italie sur 145 femmes atteintes de la maladie : 73 ont pris la NAC (600 mg 3 fois par jour, 3 jours consécutifs sur 7) et 72 n'ont pas été traitées. Au bout de 3 mois, chez les patientes traitées par NAC, on a pu remarquer que le diamètre moyen des kystes était légèrement réduit (-1,5 mm) alors qu'une augmentation significative (+6,6 mm) a été observée chez les patientes non traitées. Encore plus impressionnant : vingt-quatre patientes traitées par NAC (contre 1 chez les témoins) ont annulé la laparoscopie programmée à cause d'une diminution des kystes, ou à leur disparition et/ou à une réduction de la douleur (21 cas) ou pour cause de grossesse (1 cas) [41] !

Protectrice des ovocytes méiotiques

Une étude a montré qu'une combinaison de L-carnitine et de N-acétyl-cystéine pouvaient, grâce à leur potentiel antioxydant, prévenir les dommages aux ovocytes méiotiques induits par le liquide folliculaire des femmes infertiles atteintes d'endométriose légère [42].

Oméga-3 EPA et DHA

Les acides gras oméga-3 à longue chaîne, l'EPA (acide eicosapentaénoïque) et le DHA (acide docosahexaénoïque), outre leurs rôles multiples au sein de l'organisme, sont dotés de propriétés anti-inflammatoires. En effet, ils peuvent donner naissance à des hormones lipidiques permettant la modulation et la résolution de l'inflammation : prostaglandine de type 3 et résolvines à partir de l'EPA, et résolvines, protectines et marésines à partir du DHA.

Ces acides gras sont plutôt rares dans l'alimentation. On en trouve principalement dans les poissons gras. Ils sont absents des végétaux comme le lin, les noix, le chanvre ou le colza, qui eux contiennent un oméga-3 précurseur, l'acide alpha-linolénique (ALA).

La conversion de l'ALA en EPA étant très faible, voire inexistante chez les individus ayant de l'inflammation (dysfonctionnement de la delta-6-désaturase), les mers et océans étant très pollués, le recours à des capsules d'huile de poisson décontaminée est une stratégie nutritionnelle employée dans l'endométriose.

Etude sur le lien entre consommation d'oméga-3 et risque d'endométriose

Missmer et collaborateurs (Boston, USA) ont utilisé les données statistiques d'une cohorte prospective, l'Etude des infirmières (*Nurses' Health Study II*) qui avait débuté en 1989. Les questionnaires alimentaires des femmes diagnostiquées avec endométriose par laparoscopie ont été comparés au groupe contrôle, c'est-à-dire les femmes sans endométriose : les plus grandes consommatrices d'oméga-3 à longue chaîne

(EPA et DHA) avaient un risque d'endométriose réduit de 22 % [43]. Ces résultats, bien que ne prouvant pas le lien de causalité, sont cohérents au vu des propriétés anti-inflammatoires de l'EPA et du DHA.

Consommation d'oméga-3 et symptômes menstruels

Une ancienne étude danoise avait quant à elle confirmé l'hypothèse selon laquelle un apport plus élevé d'acides gras oméga-3 marins (EPA et DHA) est en corrélation avec des symptômes menstruels plus légers [44].

Ratio oméga-6/oméga-3

Une étude a évalué la composition des acides gras dans le sang (phospholipides sériques) de femmes atteintes d'endométriose versus un groupe témoin (sans endométriose). Bien qu'il n'y ait pas de différence significative dans les taux des différents acides gras, le ratio entre l'acide arachidonique (AA, oméga-6 précurseur de la protaglandine E2 hautement inflammatoire) et l'EPA était en corrélation avec la gravité de la maladie [45]. Un ratio AA/EPA élevé est établi comme étant un marqueur de l'inflammation à bas bruit, ce qui corrobore ces résultats.

Une étude *in vitro* avait déjà montré l'importance du rapport entre les deux type d'acides gras essentiels : la survie des cellules endométriales des femmes avec et sans endométriose a été significativement réduite en présence de taux élevés d'oméga-3 par rapport aux oméga-6, en comparaison aux cellules incubées en l'absence d'acides gras [46].

Les oméga-3 à longue chaîne sont importants car l'EPA donne naissance à une prostaglandine anti-inflammatoire, la PGE3, et dans un même temps, par effet de compétition, réduit la formation de la PGE2, une prostaglandine pro-inflammatoire particulièrement impliquée dans l'endométriose. Ce rééquilibrage des acides gras doit être une des priorités dans le traitement naturel de la maladie.

La supplémentation en huile de poisson contre l'endométriose testée chez l'animal

Nous disposons d'une étude à ce sujet, certes sur l'animal, mais riche d'enseignements. Neuf rats ont été nourris avec une diète riche en EPA et 9 autres avec de de l'acide linolénique (LA, oméga-6) pendant 14 jours. Deux semaines après l'alimentation, l'utérus a été auto-transplanté dans le péritoine pour développer un modèle d'endométriose. L'alimentation a été poursuivie pour un total de 6 semaines. Dans le groupe EPA, le rapport oméga-3/oméga-6 dans chaque tissu a augmenté de façon significative et l'épaississement de l'interstitium, un site actif pour l'inflammation dans l'endométriose, a été significativement supprimé. L'ARNm des métalloprotéinases et de médiateurs inflammatoires (l'interleukine-1beta, l'interleukine-1r, la prostaglandine E synthase et NF-kappaB) ont été réduits dans le groupe EPA [47].

Une autre étude, toujours sur l'animal avait évalué l'impact d'oméga-3, de vitamine D ou d'un placebo : les oméga-3 ont provoqué une régression significative des implants endométriosiques. La vitamine D n'a pas été aussi efficace que les oméga-3 [48]. On regrette néanmoins l'absence d'un groupe oméga-3 + vitamine D...

Enfin une étude a testé des acides gras en combinaisons : les douleurs ont significativement baissées chez les souris nourries avec des acides gras omega-6/3 (ratio anti-inflammatoire de 1,4/1) et oméga-9/6 (avec un ratio de 3,7/1) comparativement au groupe contrôle (sans acides gras) [49].

PPAR-gamma et endométriose

Selon une étude *in vitro* publiée dans la revue *Endocrinology* en 2013 l'activation des PPAR-γ (Peroxisome proliferator-activated receptor gamma), des récepteurs nucléaires, inhiberait le développement des cellules épithéliales endométriosiques et des cellules stromales endométriosiques [50].

Huile de poisson et PPAR-γ

On pense que les acides gras oméga-3, notamment l'EPA et le DHA présent dans l'huile de poisson, seraient des ligands des PPAR. Par leur action agoniste supposée, les acides gras présents dans l'huile de poisson pourraient être une solution naturelle pour l'activation des PPAR (notamment α & γ) [51].

Ces différents éléments laissent penser que l'huile de poisson constituerait un traitement naturel dans l'endométriose, tant pour réduire l'inflammation que pour agir sur des mécanismes impliqués dans la pathologie.

Le recours à des capsules d'oméga-3 marins stables (non oxydés) et décontaminés (par distillation moléculaire) semble plus raisonnable qu'une augmentation des apports en poissons gras au-delà des recommandations officielles, en raison de la présence de polluants dans les mers et océans.

Palmitoyléthanolamide

Le palmitoyléthanolamide ou PEA est un amide d'acide gras produit naturellement par l'organisme (à partir de l'acide palmitique). Il possède une action antidouleur et une activité anti-inflammatoire. Ce composé se fixe sur des récepteurs cellulaires spécifiques: les PPAR-alpha. Ces derniers interviennent dans la régulation des gènes de la douleur et de l'inflammation. Par ce mécanisme le PEA permet de moduler les réactions inflammatoires et les douleurs. Sous forme de complément alimentaire il est souvent utilisé pour les douleurs neuropathiques.

Le PEA testé sur l'endométriose

Le PEA a été testé conjointement avec un précurseur du resvératrol, à des doses de 400 mg et 40 mg respectivement, pris 2 fois par jour pendant 90 jours, chez des femmes atteintes d'endométriose. Il s'agit d'une minuscule étude car ne comptant que 4 participantes. Néanmoins leur douleur a diminué au bout d'un mois, ainsi que leur consommation de médicaments antalgiques. Par ailleurs on a pu remarquer une amélioration des lésions endométriosiques à l'imagerie [52].

Une autre étude, sur 30 femmes atteintes d'endométriose, a confirmé l'intérêt du PEA, qui a amélioré de façon significative des douleurs pelviennes chroniques, la dyspareunie profonde, la dysménorrhée, la dyschésie (difficulté d'exonération des selles), ainsi que de la qualité de la vie et le bien-être psychologique [53].

Une étude multicentrique (Sienne, Bologne et Udine, en Italie) a recruté 60 femmes âgées de 20 à 39 ans souffrant d'endométriose ovarienne et de douleurs pelviennes chroniques. Toutes les femmes ont pris un nutraceutique (Pelvinox®) composé d'acide alpha-lipoïque, de palmitoyléthanolamide et de myrrhe, à la dose de deux comprimés par jour pendant 6 mois. Les résultats ont montré une réduction significative des symptômes de la douleur en ce qui concerne la dyspareunie, la dysménorrhée et la douleur pelvienne chronique, mais cette fois-ci sans changement dans le diamètre moyen des kystes d'endométriose [54].

Le palmitoyéthanolamide est probablement une substance intéressante, que ce soit pour ses propriétés antalgiques, mais aussi anti-inflammatoires. La forme micronisée est à préférer pour plus d'efficacité.

Probiotique Lactobacillus gasseri

Il est possible que la flore intestinale soit impliquée dans la pathogenèse et la progression de l'endométriose [55]. Le microbiote intestinal jouerait un rôle important dans la régulation de l'inflammation. De plus il affecterait le métabolisme des œstrogènes et l'homéostasie des cellules souches [56].

Il semblerait que le LPS (lipopolysaccharide, endotoxine issue des bactéries Gram négatif de l'intestin, notamment l'*Escherichia coli*) soit impliqué, conjointement à l'œstradiol, dans l'inflammation pelvienne et le développement de l'endométriose [56].

L. gasseri, la souche de référence pour l'endométriose

Le marché des probiotiques a explosé ces dernières années. Cependant l'effet d'une formulation probiotique est souche-dépendant et dose-dépendant. Il semblerait que la souche *Lactobacillus gasseri* soit particulièrement importante pour l'endométriose.

Etudes sur l'animal

L'administration de *L. gasseri* (souche OLL2809 inactivée) pendant 21 jours consécutifs a entraîné une réduction du développement des lésions endométriosiques ectopiques, d'une manière similaire à celle de l'interleukine IL-12. Il inhiberait le développement de l'endométriose *via* l'activation des cellules NK ou « natural killers », dites « tueuses de tumeurs » [57].

Une autre étude sur le rat a montré que la souche *L. gasseri* OLL2809 avait significativement augmenté la guérison des lésions endométriosiques implantées, et que deux des neufs rats avaient totalement guéri. Les auteurs en ont déduit que cette efficacité provenait probablement de l'action du probiotique OLL2809 sur les cellules NK [58].

Syndrome de l'intestin irritable

Le syndrome de l'intestin irritable est une pathologie couramment retrouvée chez les femmes atteintes d'endométriose.

L. gasseri pourrait être utile par exemple en cas de syndrome de l'intestin irritable avec diarrhée [59].

Un essai clinique contrôlé randomisé en double aveugle, avec recherche de la dose optimale, a montré que des individus atteints de syndrome de l'intestin irritable voyaient leur score de douleur baisser avec 10 milliards (2 prises de 5 milliards) de *L.gasseri* souche BNR17 [60].

Cycle menstruel

Dans un essai clinique randomisé en double aveugle *L. gasseri* a permis de diminuer les dysménorrhées, la douleur pendant les règles, et la qualité de vie de femmes atteintes d'endométriose [61].

Le probiotique *L. gasseri* est une souche qui doit être choisie en priorité par les femmes atteintes d'endométriose, tant pour ses effets sur les troubles digestifs que sur les troubles associés aux menstruations. Prouvé chez l'animal mais pas encore chez l'humain ce probiotique pourrait agir comme agent anti-endométriosique.

Pycnogenol®

Le Pycnogenol® est un extrait d'écorce de pin des Landes (pin maritime). C'est le complément alimentaire le plus étudié au monde (100 études cliniques et 300 publications de recherche, financées par la firme qui détient le brevet : Horphag Research, Genève, Suisse). Le produit est riche en polyphénols (oligoproanthocyanidines ou OPC).

Pycnogenol® *versus* analogue de la GnRH

Une étude a comparé le traitement par Pycnogenol® (60 mg/jour pendant 48 semaines) *versus* un agoniste de la Gn-RH : le traitement par Pycnogenol® a lentement mais progressivement réduit les scores de symptômes. Le traitement par agoniste de la Gn-RH a réduit les scores plus efficacement. Cependant, 24 semaines après la fin du traitement, les scores suggèrent une récurrence des signes. Aucune influence du traitement sur les cycles menstruels ou sur l'œstradiol n'a été observée dans le groupe Pycnogenol® [62].

Le Pycnogenol® en complément de progestatifs

Dans une autre étude, les effets du Pycnogenol® sur les scores de douleur ont été étudiés chez des patientes atteintes d'endométriose utilisant des contraceptifs oraux contenant du gestodène ou de la drospirénone de façon prolongée. Les scores de douleur ont été déterminés à l'aide d'une échelle visuelle analogique avant et après trois mois de traitement. Les contraceptifs oraux, utilisés seuls, ou en association avec Pycnogenol, ont entraîné une diminution significative des scores de douleur après trois mois de traitement. Cette réduction était cependant significativement plus importante dans les groupes utilisant des contraceptifs oraux associés au Pycnogenol, par rapport à ceux utilisant des contraceptifs oraux seuls [63].

Quercétine

La quercétine est un flavonol, un polyphénol de la famille des flavonoïdes. On en trouve dans toutes sortes de végétaux. Dans l'alimentation courante le chocolat noir et l'oignon sont par exemple de bonnes sources, mais la plus importante est la câpre.

Un excellent anti-inflammatoire

Ce polyphénol est très intéressant car il possède une forte activité anti-inflammatoire, en inhibant les enzymes COX et LOX, mais en bloquant également le complexe LPS-TLR4 [64], une voie inflammatoire activée par les dysbioses et l'hyperperméabilité intestinale.

Inhibition de mTOR

La quercétine inhibe mTOR, une enzyme qui régule la prolifération et la croissance cellulaires [65]. C'est un autre point positif apporté par ce flavonoïde, car mTOR est impliqué dans la physiopathologie de l'endométriose [66].

Effet anti-angiogenèse

De par son action inhibitrice sur le facteur de croissance endothélial vasculaire (VEGF) [67], la quercétine cible également un autre processus physiopathologique de l'endométriose (phénomène identique aux tumeurs).

La quercétine augmente la biodisponibilité des catéchines du thé vert

Les polyphénols de thé vert, et notamment l'EGCG (épigallocatéchine gallate), présentent un réel intérêt dans le traitement de l'endométriose, pour leur rôle inhibiteur du VEGF. La méthylation de l'EGCG dans l'organisme en réduit l'effet thérapeutique, ce qui pose problème... Mais une étude sur l'animal a montré que la quercétine augmente de 2 à 3 fois le taux d'EGCG total et non méthylé (donc la forme active) dans les poumons et les reins et une tendance à la hausse dans le foie. En résumé, l'association de la quercétine avec les polyphénols de thé vert fournit une approche prometteuse pour en améliorer leur effet thérapeutique [68]. Ce point est à prendre en compte pour les formulations ou bien les synergies de différents nutraceutiques.

Renforcement de la barrière intestinale

La quercétine améliore la fonction de barrière intestinale grâce à l'assemblage des protéines des jonctions serrée

(ZO-2, occludine et claudine-1) en inhibant PKCdelta (un inhibiteur de la protéine kinase Cdelta)[69]. Les jonctions serrées jouant un rôle capital dans l'étanchéité et la capacité de filtre des intestins, la quercétine est un nutriment de choix pour renforcer la fonction barrière et prévenir l'inflammation systémique générée par l'intestin.

La quercétine contre l'endométriose

Dans une étude des chercheurs coréens ont voulu savoir si la quercétine pouvait réguler la prolifération cellulaire et induire l'apoptose des cellules endométriosiques humaines (étude sur l'animal). La quercétine a en effet significativement réduit la prolifération cellulaire de l'endométriose. Elle a également régulé la production d'espèces oxygénées réactives (radicaux libres). La quercétine a atténué la phosphorylation des voies de signalisation MAPK et PI3K/AKT, qui jouent un rôle important dans la prolifération cellulaire. Elle a également diminué la taille de la lésion d'endométriose auto-plantée chez les souris C57BL/6. L'expression de l'ARNm de la cycline D1 a été réduite dans les implants des souris traitées par de la quercétine. Les chercheurs ont conclu que la quercétine peut potentiellement agir comme une thérapeutique naturelle pour réduire et traiter l'endométriose humaine[70].

Adénomyose

La quercétine présente également un intérêt dans la lutte contre la douleur causée par l'adénomyose (endométriose interne, localisé dans la paroi musculaire de l'utérus). Les résultats d'une étude sur l'animal ont montré que la quercétine diminue l'incidence d'hyperalgésie chez les souris à qui l'adénomyose a été induite. Le mécanisme consisterait en une réduction de la sensibilisation centrale. D'après les auteurs de l'étude, la quercétine pourrait constituer un traitement prometteur pour les patientes atteintes d'adénomyose [71].

Resvératrol

Le resvératrol est un polyphénol de la classe des stilbènes. Il est présent dans certains fruits comme la peau du raisin rouge, les mûres et les cacahuètes. C'est un composant qui a été proposé pour le traitement de nombreuses affections de santé.

Il a des propriétés antiprolifératives, anti-inflammatoires, antinéoplasiques et antioxydantes. En raison de ces propriétés et de sa large distribution dans les plantes, le resvératrol est proposé comme un agent potentiel pour traiter l'endométriose.

Des études animales prometteuses

Dans les modèles animaux d'endométriose, la supplémentation en resvératrol a montré des résultats bénéfiques, car elle diminuait le nombre et le volume des implants endométriaux, supprimait la prolifération, la vascularisation, l'inflammation, la survie cellulaire et augmentait l'apoptose. Par ailleurs, les études *in vitro* portant sur le traitement au resvératrol ont réduit le caractère invasif des cellules stromales endométriosiques et supprimé leur réponse inflammatoire [72].

Des essais cliniques moins concluants

Bien que les études sur des cellules ou des animaux aient donné de bons résultats les essais cliniques sur l'humain ne donnent pas toujours satisfaction. C'est le cas d'un essai clinique randomisé dans lequel 44 femmes atteintes d'endométriose, âgées de 20 à 50 ans, prenaient un contraceptif (lévonorgestrel 0,15 mg / éthinyl-estradiol 0,03 mg) avec soit 40 mg de resvératrol soit un placébo[73]. Les chercheurs ont conclu que le resvératrol n'était pas supérieur au placebo pour le traitement de la douleur dans l'endométriose. On peut néanmoins trouver des limites à cette étude: l'effet de la contraception, le dosage de resvératrol probablement trop faible...

Une forme micronisée efficace

Un essai exploratoire randomisé a été réalisé sur 34 patientes atteintes d'endométriose réparties de façon égale au hasard dans deux groupes. Elles ont pris soit un placebo, soit du resvératrol micronisé à la dose de 400 mg, respectivement, pendant 12 à 14 semaines. Des prélèvements (liquides et tissus endométriaux, sang) ont été réalisés avant et après l'intervention. Le niveau d'ARNm et de protéine de MMP-2 et MMP-9 (métalloprotéinases matricielles) a diminué dans l'endomètre du groupe de traitement après l'intervention. Ils ont également diminué après l'ablation chirurgicale des lésions endométriosiques .Cette étude a montré que le resvératrol peut modifier le processus d'inflammation dans l'endomètre des femmes atteintes d'endométriose, au moins au niveau de l'expressions des MMP-2 et MMP-9 [74].

Romarin

Le romarin, herbe aromatique de la famille des Lamiacées, largement présente dans la cuisine méditerranéenne, possède un large spectre de propriétés bénéfiques à la santé. Il a également, dans le domaine de la gynécologie, de multiples effets.

Antioxydant

Deux de ses composants, l'acide carnosique et le carnosol sont de puissants antioxydants. Ils permettent notamment une baisse de la lipoperoxydation [75], un processus faisant partie de la physiopathologie de l'endométriose.

Etude *in vitro* et animale sur l'endométriose

Une étude *in vitro* et *in vivo* sur la souris a montré a testé des extraits de romarin et de scutellaire.

In vivo, l'acide carnosique, l'acide rosmarinique (issus du romarin) et la wogonine (issue de la scutellaire) ont significativement réduit la taille des lésions. Tous les composés ont diminué de manière significative le pourcentage de cellules dans la prolifération tandis que l'acide rosmarinique et la wogonine ont encore augmenté le pourcentage de cellules apoptotiques dans les lésions endométriosiques [76].

Détoxification des œstrogènes

Tout comme les crucifères (dont l'extrait de brocoli), le romarin potentialise la détoxification des œstrogènes. Une étude sur l'animal a montré que le romarin augmentait l'oxydation microsomale du foie et la glucuronidation de l'œstradiol et de l'estrone, et inhibait leur action utérotrope [77].

Bêta-glucosidase

Une étude animale (rats femelles Zucker) a montré que la consommation d'un extrait de romarin enrichi en acide carnosique modifie la composition du microbiote et diminue l'activité de la β-glucosidase dans le caecum. L'inhibition de cette enzyme est un point intéressant car cela limite la réabsorption des œstrogènes *via* le cycle entéro-hépatique [78].

Testé pour les douleurs de règles

Pour finir le romarin a été testé, versus un anti-inflammatoire, dans un essai clinique randomisé en double aveugle. Cette étude a montré que 250 mg de romarin en capsule diminue le saignement et les douleurs de règles de manière équivalente à 250 mg d'acide méfénamique, un anti-inflammatoire non stéroïdien [79].

Sulforaphane

Le sulforaphane est un composé soufré de la famille des isothiocyanates. On le retrouve dans le brocoli, les différents choux par exemple.

Plusieurs mécanismes induits par le sulforaphane sont intéressants pour le traitement naturel de l'endométriose.

Détoxification hépatique

Il supporte la phase 2 de détoxification hépatique et induit la formation de glutathion, un antioxydant très puissant, *via* la glutathion transférase [80].

Effet anti-œstrogénique

La consommation de crucifères est connue pour moduler le ratio entre les « bons œstrogènes » et les « mauvais œstrogènes ». Lors de la phase 1 de détoxication hépatique (phase des cytochromes P450) les estrones peuvent être métabolisés en 2-hydroxyestrones, 4-hydroxyestrones ou en 16-alpha-hydroxyestrones. Ces deux dernières sortes s'avèrent cancérigènes, pour le sein notamment. Les « 2-hydroxy-œstrogènes » peuvent considérés comme bénéfiques car non cancérigènes, protecteurs contre le cancer du sein, et non œstrogéniques. Quant aux « 16-alpha-hydroxy-œstrogènes » ils sont très génotoxiques (cancérigènes) et 5 fois plus puissant que l'œstradiol. La consommation de crucifères permet alors d'augmenter le ratio 2/16OHE (« bons »/« mauvais » œstrogènes) [81] et de réduire l'imprégnation œstrogénique. Le brocoli ou les extraits titrés de brocoli contient aussi de l'indole-3-carbinol (I3C), une molécule capable de modifier ce ratio dans le bon sens [82]. Bien que le ratio 2/16OHE ne soit pas étudié dans le champ de l'endométriose, il est par contre établi que son déséquilibre est associé au cancer du sein [83].

Effet antioxydant

Le sulforaphane est considéré comme un antioxydant indirect : il est capable d'induire de nombreuses protéines cytoprotectrices, y compris des enzymes antioxydantes, par le biais de la voie Nrf2. Parmi ces protéines protectrices citons l'hème oxygénase-1, la NADPH:quinone oxydoréductase, la glutathion-S-transférase, gamma-glutamyl cystéine ligase et la glutathion réductase. Ces effets ont été démontrés *in vitro* et *in vivo* [84].

Effet anti-inflammatoire

Le sulforaphane aurait la propriété de réduire la prostaglandine de type 2 (PGE2) en inhibant la prostaglandine-E synthase-1 microsomale [85]. Il est important de noter que la PGE2 est un médiateur inflammatoire très impliqué dans la physiopathologie de l'endométriose [86].

Une étude sur l'endométriose

Bien qu'il ne s'agisse pas d'un essai clinique sur l'humain, les effets du sulforaphane semblent prometteurs sur l'endométriose. En effet, dans un modèle d'endométriose sur l'animal, le sulforaphane réduit de façon dose-dépendante les lésions endométriosiques et les adhésions [87]. Le sulforaphane agirait sur la voie PI3K-Akt, une voie de signalisation cellulaire qui joue un rôle majeur dans la croissance et la prolifération cellulaire. Elle est par ailleurs bien connue dans le domaine de la cancérologie. Mais c'est aussi un domaine de recherche pour le traitement de l'endométriose. En effet les scientifiques sont à la recherche de traitements médicamenteux pour bloquer la voie PI3K-Akt-mTOR [88]. Et c'est exactement de cette façon qu'agit le sulforaphane ! En outre, à la fin du traitement les scientifiques ont pu remarquer que le sulforaphane avait inhibé les taux d'IL-6, d'IL-10, de TNF-α, d'IFN-γ (médiateurs inflammatoires) et de VEGF (facteur de croissance) dans le liquide péritonéal et le plasma. On voit donc que le sulforaphane s'attaque directement aux mécanismes cellulaires impliqués dans la physiologie de la maladie…

Sciatalgies

Une étude a évalué l'effet anti-inflammatoire et anti-nociceptif (antidouleur) du sulforaphane de brocoli sur les lésions endométriosiques touchant le nerf sciatique dans un modèle animal [89].

Le sulforaphane a soulagé les sciatalgies causées par les lésions endométriosiques. Il a également inhibé la croissance du tissu endométrial ectopique (rétrécissement de la taille des lésions et diminution du taux du facteur de croissance VEGF). Les niveaux de cytokines pro-inflammatoires (IL-6, IL-1β et TNF-α) ont été régulés à la baisse. Ce soulagement de la douleur dans l'endométriose sciatique est médiée par l'inhibition de l'inflammation : suppression de COX2 et iNOS dans les nerfs blessés, deux enzymes clés impliquées dans l'inflammation et la douleur neuropathique. Il y a également une régulation positive de KEAP1 et Nrf2, molécules améliorant la réponse antioxydante.

Une autre étude du même type avait déjà mis en lumière les effets anti-inflammatoires et anti-nociceptifs du sulforaphane de brocoli dans les neuropathies [90].

Au total l'extrait de brocoli riche en sulforaphane, en plus de ses actions inhibitrices sur la croissance et l'inflammation dans l'endométriose, pourrait être une aide chez les femmes dont les lésions endométriosiques touchent le nerf sciatique.

Thé vert – EGCG

Le thé vert contient des polyphénols et notamment de l'épigallocatéchine gallate (EGCG), aux propriétés remarquables. L'EGCG possède des effets antioxydants, anti-inflammatoires, anti-angiogéniques et anti-fibrose, forts utiles dans l'endométriose.

Antioxydant

Plusieurs études *in vivo* ont montré une augmentation de la capacité antioxydante plasmatique de sujets ayant consommé du thé vert [91].

Anti-inflammatoire

Les études cellulaires et animales ont fourni les preuves des effets favorables du thé vert ou de l'EGCG. Les résultats peuvent être largement expliqués par un mécanisme dans lequel l'EGCG agit comme un antioxydant, conduisant à une atténuation de l'activité du NF-κB, d'où son action anti-inflammatoire [92].

Agent anti-angiogénique

Des études sur les souris ont montré que l'EGCG permettait de réduire les lésions endométriosiques en inhibant l'angiogenèse [93, 94], un processus de croissance de nouveaux vaisseaux sanguins à partir de vaisseaux préexistants. L'angiogenèse fait partie des éléments physiopathologiques de l'endométriose. *In vitro* l'EGCG diminue le VEGF, (facteur de croissance de l'endothélium vasculaire) impliqué dans l'endométriose [95]. Ces études *in vitro* ou *in vivo* mais chez l'animal concluent à l'unisson que EGCG pourrait être un agent thérapeutique prometteur dans le traitement de l'endométriose, empêchant l'établissement de nouvelles lésions endométriosiques.

Anti-fibrose

Une étude a mise en lumière les propriétés anti-fibrotiques de l'EGCG (en diminuant de manière significative l'augmentation dépendante du TGF-β1 de l'expression de l'ARNm des marqueurs fibrotiques dans les cellules stromales endométriosique). Les expériences sur les animaux ont montré que l'EGCG empêchait la progression de la fibrose dans l'endométriose [96].

Détoxification des œstrogènes

Une étude a examiné les associations de l'apport de thé vert (<1 fois / semaine, 1 à 6 fois par semaine ou plus de 7 fois par semaine) avec les œstrogènes urinaires et les métabolites des œstrogènes dans un échantillon transversal de femmes américaines japonaises en bonne santé, y compris 119 femmes pré-ménopausées en phase lutéale et 72 femmes ménopausées. Chez les femmes pré-ménopausées en phase lutéale, la consommation de thé vert était associée à des quantités totales plus faibles de métabolites des œstrogènes, et à un taux inférieur de métabolites 16-alpha-hydroxylés (les œstrogènes les plus agressifs). Chez les femmes ménopausées, l'estrone urinaire et l'œstradiol étaient respectivement 20 % et 40 % plus faibles chez les femmes buvant du thé vert quotidiennement par rapport à celles buvant <1 fois par semaine. [97].

Fibrome utérin

Une étude pilote contrôlée randomisée a été réalisée afin d'évaluer l'efficacité et l'innocuité de l'extrait de thé vert (EGCG) sur le fardeau du fibrome utérin et la qualité de vie chez des femmes qui en sont atteintes. Les sujets ont été randomisés pour un traitement oral quotidien avec soit 800 mg d'extrait de thé vert (45 % EGCG) ou un placebo (800 mg de riz brun) pendant 4 mois, et les volumes des fibromes utérins ont été mesurés à la fin. Dans le groupe placebo le volume des fibromes a augmenté (+24,3 %) alors qu'ils ont réduit dans le groupe thé vert (–32,6 %). De plus, le traitement par EGCG a significativement réduit la sévérité des symptômes spécifiques des fibromes et induit une amélioration significative du questionnaire de qualité de vie par rapport au groupe placebo [98].

Dysménorrhée

La consommation de thé vert (et éventuellement de thé oolong) était associée à une prévalence plus faible de dysménorrhée, ce qu'a révélé une étude transversale chinoise chez des femmes en âge de procréer [99].

Au total l'extrait de thé vert riche en EGCG est probablement un agent thérapeutique naturel potentiel pour l'endométriose, de par son large éventail d'actions. Il convient néanmoins d'utiliser des doses modérées en raison du risque d'atteinte hépatique.

Vitamine B3

La vitamine B3 a déjà été étudiée pour l'endométriose, mais au sein d'une combinaison de curcumine, de B9, de quercétine et d'acides gras essentiels [13]. Il n'est donc pas possible de définir son rôle.

Des effets anti-inflammatoires

Dans une étude, du sang humain (six volontaires sains) a été mis en incubation pendant deux heures avec 1 ng/ml d'endotoxine (LPS issue d'*E. coli*) afin de stimuler une réaction inflammatoire. Cela a entraîné une augmentation massive des cytokines inflammatoires IL-1β, TNFα, IL-6 et IL-8. Du nicotinamide (vitamine B3) a ensuite été ajouté. A la concentration de 40mmol/l de nicotinamide, les réponses IL-1β, IL-6 et TNFα étaient réduites de plus de 95 %, et les niveaux d'IL-8 réduits de 85 %. La concentration d'endotoxine utilisée pour la stimulation et les concentrations de cytokines obtenues étaient d'une ampleur similaire à celle observée dans l'endotoxémie humaine (translocation de LPS de l'intestin vers le sang). Ces résultats démontrent que le nicotinamide a la capacité de réguler à la baisse de manière dépendante la réponse des cytokines dans un modèle présentant plusieurs similitudes avec la maladie inflammatoire humaine [100]. Ces données sont intéressantes car le LPS régule la réponse pro-inflammatoire dans le bassin et la croissance de l'endométriose *via* la cascade LPS/TLR4. La contamination bactérienne (*E. coli*) ou par le LPS, est une nouvelle théorie qui émerge dans le domaine de l'endométriose [101]. Le nicotinamide peut donc réduire la réponse inflammatoire induite par le LPS, bien qu'il soit important de jouer en premier lieu sur la barrière intestinale pour en éviter la translocation.

Vitamine B6

La B6 est une vitamine hydrosoluble qui existe sous trois formes : pyridoxine, pyridoxal et pyridoxamine. Elle est assez importante pour l'endométriose car elle possède quelques actions sur le plan hormonal.

Une étude sur les récepteurs œstrogéniques utérins a montré que le pyridoxal-5'-phosphate empêchent la transformation des récepteurs cytosoliques de la forme non activée à la forme activée [102].

Par ailleurs il a été rapporté dans une étude animale qu'une carence en vitamine B6 augmente la réactivité œstrogénique de l'utérus [103].

Le pyridoxal-5'-phosphate est utile pour la phase II de détoxication hépatique des œstrogènes, *via* les méthyltransférases [104].

Vitamine B9

La vitamine B9 intervient dans le métabolisme des acides aminés et la production d'ADN. Dans l'endométriose elle est importante pour ses effets sur les hormones et ses rôles multiples vis-à-vis de la grossesse.

Oestrogènes

Tout comme la B6 la vitamine B9 sous forme active est un donneur de méthyle dans la phase II de détoxication hépatique des œstrogènes, *via* les méthyltransférases [104].

Progestérone

Une étude a suggéré qu'un régime riche en folates synthétiques pouvait être associé à une augmentation des taux de progestérone et à un risque plus faible d'anovulation sporadique. Les auteurs ont conclu qu'une étude plus approfondie de l'effet de l'utilisation de suppléments alimentaires de folates et d'acide folique sur la santé reproductive était justifiée [105].

Statut en B9 avant la procréation médicalement assistée

Les femmes dont les valeurs en folates dans le sang étaient plus élevées avaient des taux de grossesse clinique et de naissances vivantes significativement plus élevés, ce qu'a révélé une étude sur l'association entre les concentrations sériques de folates et de vitamine B12 sur les résultats des technologies de procréation assistée [106].

L'importance de la forme active

L'acide folique n'existe pas dans la nature. Il doit être transformé après absorption. Il doit subir une cascade de réactions enzymatiques pour être métabolisé en sa forme biologiquement active, le 5-méthyltetrahydrofolate (L-5-MTHF). C'est aussi sa forme de transport et de stockage. Cette transformation requiert une enzyme, la 5,10-méthylenetetrahydrofolate réductase (MTHFR). Or une mutation ponctuelle du MTHFR limite ses capacités métaboliques. En Europe, le polymorphisme de cet enzyme fait que 40-51 % des femmes sont hétérozygotes, et 10-18 % sont homozygotes. Chez les femmes homozygotes, l'activité de l'enzyme est abaissée de 75 % et la synthèse du MTHFR insuffisante. Par ailleurs, le groupement méthyle de cet enzyme ne peut assurer une transformation complète de l'homocystéine en méthionine. Et l'excès d'homocystéine majore le risque d'anomalies congénitales [107].

Biodisponibilité forme active *versus* forme synthétique

Les concentrations de folates dans les globules rouges augmentent davantage après une supplémentation en [6S]-5-méthyltétrahydrofolate qu'en acide folique chez les femmes en âge de procréer. C'est donc la forme à choisir en priorité.

Vitamine C

La vitamine C est nécessaire à de nombreuses réactions dans l'organisme, mais c'est surtout son pouvoir antioxydant qui est intéressant dans l'endométriose.

Etude sur l'animal

Dans un modèle d'endométriose chez le rat induit expérimentalement la vitamine C était efficace pour la prévention et la régression des implants endométriosiques. Cependant il y a de nombreuses limites : il s'agit d'une étude sur l'animal, les doses de vitamine C étaient massives, et injectées en intraveineuse [109].

Une étude clinique concluante

Mais nous disposons en fait d'un essai clinique randomisé contrôlé (avec groupe placebo) sur une supplémentation en vitamine C et E : cinquante-neuf femmes âgées de 19 à 41 ans, atteintes d'endométriose et de douleurs pelviennes, ont reçu, soit 1000 mg de vitamine C et 1200 UI de vitamine E, soit un placebo, pendant huit semaines avant opération. Contrairement au groupe placebo qui n'a pas eu de résultats bénéfiques, on a noté dans le groupe traité par ces vitamines une baisse de 43 % des douleurs quotidiennes, de 37 % des douleurs pendant les règles et 24 % de celles ressenties lors de l'acte sexuel. Les chercheurs ont également noté une baisse des marqueurs inflammatoires dans le liquide péritonéale [110].

Vitamine D

La vitamine D est connue de tous pour son action sur l'os car elle permet d'augmenter l'absorption du calcium et du phosphore par l'intestin (et la réabsorption tubulaire par le rein). Mais elle possède bien d'autres actions, notamment sur le système immunitaire. Elle semble intéressante dans l'endométriose notamment pour ses propriétés anti-inflammatoires et antiprolifératives.

Statut en vitamine D des femmes atteintes d'endométriose

Des taux abaissés de vitamine D ont été retrouvés chez les femmes atteintes d'endométriose [111]. On ne sait pas si cela peut être en cause dans la genèse de la maladie, les données demeurant contradictoires ou incertaines [112]. Mais cela ne veut pas dire qu'elle est inutile, loin de là.

Anti-inflammatoire

Il est scientifiquement admis que la vitamine D possède une action anti-inflammatoire et qu'elle a probablement un rôle à jouer dans toutes les maladies inflammatoires [113].

Plus précisément pour l'endométriose elle pourrait réduire certains médiateurs de l'inflammation (interleukine-1 bêta, Tumor Necrosis Factor-alpha) métalloprotéinases matricielles, tous ces éléments étant impliqués dans la physiologie de la maladie.

Dans une étude *in vitro* des cellules stromales ectopiques ont été traitées avec de la $1,25(OH)^2D_3$ (vitamine D active) et le profil d'expression génique a été analysé. Les chercheurs ont constaté une réduction des taux d'ARNm de l'IL-1β, du TNF-α, des métalloprotéinases matricielles MMP-2 et MMP-9. Ce traitement pourrait réduire de manière significative les réponses inflammatoires induites par l'IL-1β et le TNFα, telles que l'activité de la prostaglandine, l'expression de l'ARNm de l'IL-8 et des MMP, ont conclu les auteurs [114].

Elle agit sur d'autres mécanismes cellulaires impliqués dans l'endométriose

La vitamine D diminue la prolifération cellulaire, favorise l'apoptose, et diminue le VEGF, tous ces processus faisant partie de la physiopathologie de l'endométriose [115].

Effet anti-œstrogénique

Une étude dans le domaine de la rhumatologie a suggéré que la $1,25(OH)^2D_3$ pouvait réguler à la baisse la production de cytokines pro-inflammatoires dans les macrophages activés humains, en diminuant de manière significative l'activité de l'aromatase, une enzyme permettant la formation d'œstrogènes à partir d'androgènes [116].

Une étude sur des cellules cancéreuses du sein suggère que les effets antiprolifératifs de la $1,25(OH)^2D_3$ pourraient être partiellement médiés par leur action de régulation à la baisse des récepteurs aux œstrogènes, ce qui atténuerait ainsi les réponses œstrogéniques [117].

Prévient le risque de fausse couche

Il a été démontré que la vitamine D joue un rôle dans la modulation du système immunitaire. Les effets de la carence en vitamine D pendant la grossesse ont été associés à la prééclampsie, au diabète gestationnel, à la restriction de la croissance fœtale, au travail prématuré et à l'avortement spontané sporadique. Des études ont rapporté une prévalence élevée d'insuffisance ou de carence en vitamine D chez les femmes faisant des fausses couches récurrentes, et ont suggéré que cela pourrait être associé à une dérégulation immunologique. Il est possible que la supplémentation en vitamine D puisse jouer sur ce problème [118].

Intestins

Les troubles intestinaux sont couramment rencontrés chez les femmes atteintes d'endométriose. Or la vitamine D a des effets anti-inflammatoires gastro-intestinaux et lutte contre la dysbiose [119].

Vitamine E

La vitamine E est une vitamine liposoluble qui agit conjointement à la vitamine C et au glutathion. La vitamine C lui est complémentaire puisque que c'est elle qui va la régénérer une fois oxydée. Le pouvoir antioxydant de la vitamine E semble important dans l'endométriose, comme l'ont montré des essais cliniques.

La supplémentation en vitamine E pourrait réduire les douleurs pelviennes

Associée à 1000 mg de vitamine C, 1200 UI de vitamine D permet chez des femmes atteintes d'endométriose de baisser de 43 % les douleurs quotidiennes, de 37 % les douleurs pendant les règles et de 24 % celles ressenties lors de l'acte sexuel, contrairement au placebo qui n'a pas eu d'effet. Une baisse des marqueurs inflammatoires dans le liquide péritonéale a également été rapportée [110].

Un autre essai randomisé contrôlé par placebo, mais sur des femmes non atteintes d'endométriose, a montré que la supplémentation en vitamine E (500 UI) pouvait réduire les dysménorrhées [118].

Oxydation des phospholipides et génération de la douleur

L'endométriose est une maladie dans laquelle le stress oxydatif est très présent. Il a été constaté que les lipoprotéines modifiées par oxydation peuvent induire la nociception. L'oxydation non enzymatique des LDL génère des molécules de type prostaglandine [119]. La vitamine E est une bonne candidate pour éviter cette oxydation des lipoprotéines.

Zinc

Le zinc est un oligoélément qui joue ainsi un rôle central dans la régulation du système immunitaire, mais aussi dans les mécanismes de division cellulaire et de croissance tissulaire, dans la gestion du stress oxydatif, dans la reproduction, ainsi que dans certaines pathologies neurologiques et endocriniennes. Il semble particulièrement important dans l'endométriose.

Statut en zinc et endométriose

Les femmes atteintes d'endométriose ont des apports en zinc plus faibles que celles qui n'ont pas la maladie [120]. Par ailleurs un bon statut en zinc est associé à une baisse du risque d'endométriose [121]. Certains pensent qu'il pourrait être un élément de la physiopathologie de l'endométriose[122].

Anti-inflammatoire et antioxydant

Le zinc module la réponse immunitaire et présente une activité antioxydante et anti-inflammatoire. Le zinc retarde les processus oxydatifs à long terme en induisant l'expression des métallothionéines. De plus, le zinc augmente l'activation des protéines et des enzymes antioxydantes. D'autre part, le zinc exerce son effet antioxydant *via* deux mécanismes aigus, dont l'un est la stabilisation des sulfhydryles protéiques contre l'oxydation. Le deuxième mécanisme consiste à antagoniser les réactions catalysées par les métaux de transition. Le zinc peut échanger des métaux redox actifs, tels que le cuivre et le fer, dans certains sites de liaison et atténuer les lésions oxydatives spécifiques au site cellulaire. La carence en zinc, dans le cadre d'une infection sévère, provoque une augmentation systémique de l'activation de NF-κB. Des études *in vitro* ont montré que le zinc diminue l'activation de NF-κB et ses gènes cibles, tels que le TNF-α et l'IL-1β, et augmente l'expression génique de A20 et PPAR-α, les deux protéines à doigt de zinc aux propriétés anti-inflammatoires [123].

Zinc et douleurs

Le zinc module une multitude de protéines membranaires de signalisation, y compris les récepteurs NMDA (sous unité NR2A) [124]. C'est par ce mécanisme qu'il exerce son effet antidouleur.

Conclusion

Une multitude de substances naturelles agissent sur des mécanismes physiopathologiques de l'endométriose, en les diminuant ou en les inhibant. On peut citer notamment les médiateurs inflammatoires, le VEGF, les métalloprotéinases matricielles. Plusieurs voies de signalisations cellulaires sont ainsi modulées. On voit donc l'intérêt des nutraceutiques comme une approche naturelle et physiologique pour le traitement de l'endométriose.

Références

1. Hewlings SJ, Kalman DS. Curcumin: A Review of Its' Effects on Human Health. Foods. 2017 Oct 22;6(10).
2. Arablou T, Kolahdouz-Mohammadi R. Curcumin and endometriosis: Review on potential roles and molecular mechanisms. Biomed. Pharmacother. 2018 Jan;97:91-97.
3. Zhang Y, Cao H, Yu Z, Peng HY, Zhang CJ. Curcumin inhibits endometriosis endometrial cells by reducing estradiol production. Iran J. Reprod. Med. 2013 May;11(5):415-22.
4. Jana S, Rudra DS, Paul S, Snehasikta S. Curcumin delays endometriosis development by inhibiting MMP-2 activity. Indian J. Biochem. Biophys. 2012 Oct;49(5):342-8.
5. Jana S, Paul S, Swarnakar S. Curcumin as anti-endometriotic agent: implication of MMP-3 and intrinsic apoptotic pathway. Biochem. Pharmacol. 2012 Mar 15;83(6):797-804.
6. Swarnakar S, Paul S. Curcumin arrests endometriosis by downregulation of matrix metalloproteinase-9 activity. Indian J. Biochem. Biophys. 2009 Feb;46(1):59-65.
7. Kim KH, Lee EN, Park JK, Lee JR, Kim JH, Choi HJ, Kim BS, Lee HW, Lee KS, Yoon S. Curcumin attenuates TNF-α-induced expression of intercellular adhesion molecule-1, vascular cell adhesion molecule-1 and proinflammatory cytokines in human endometriotic stromal cells. Phytother. Res. 2012 Jul;26(7):1037-47.
8. Saberi-Karimian M, Katsiki N, Caraglia M, Boccellino M, Majeed M, Sahebkar A. Vascular endothelial growth factor: An important molecular target of curcumin. Crit. Rev. Food Sci. Nutr. 2019;59(2):299-312.
9. Liu H, Zhang W, Wang L, Zhang Z, Xiong W, Zhang L, Fu T, Li X, Chen Y, Liu Y. GLI1 is increased in ovarian endometriosis and regulates migration, invasion and proliferation of human endometrial stromal cells in endometriosis. Ann. Transl. Med. 2019 Nov;7(22):663.
10. Du WZ et al. Curcumin suppresses malignant glioma cells growth and induces apoptosis by inhibition of SHH/GLI1 signaling pathway *in vitro* and vivo. CNS Neurosci. Ther. 2013 Dec;19(12):926-36.
11. Prasad CP, Rath G, Mathur S, Bhatnagar D, Ralhan R. Potent growth suppressive activity of curcumin in human breast cancer cells: Modulation of Wnt/beta-catenin signaling. Chem. Biol. Interact. 2009 Oct 7;181(2):263-71.
12. Hirsch M, Duffy J, Davis CJ, Nieves Plana M, Khan KS; International Collaboration to Harmonise Outcomes and Measures for Endometriosis. Diagnostic accuracy of cancer antigen 125 for endometriosis: a systematic review and meta-analysis. BJOG. 2016 Oct;123(11):1761-8.

13. Signorile PG, Viceconte R, Baldi A. Novel Dietary Supplement Association Reduces Symptoms of Endometriosis Patients. J. Cell Physiol. 2017 Dec 15.

14. Jelodar G, Azimifar A. Evaluation of serum cancer antigen 125, resistin, leptin, homocysteine, and total antioxidant capacity in rat model of endometriosis treated with Curcumin. Physiol. Rep. 2019 Feb;7(4):e14016.

15. Verma SP, Goldin BR, Lin PS. The inhibition of the estrogenic effects of pesticides and environmental chemicals by curcumin and isoflavonoids. Environ. Health Perspect. 1998 Dec;106(12):807-12.

16. Kapoor S. Curcumin and its emerging role in pain modulation and pain management. Korean J. Pain. 2012 Jul;25(3):202-3.

17. Khayat S, Fanaei H, Kheirkhah M, Moghadam ZB, Kasaeian A, Javadimehr M. Curcumin attenuates severity of premenstrual syndrome symptoms: A randomized, double-blind, placebo-controlled trial. Complement Ther. Med. 2015 Jun;23(3):318-24.

18. Wu A et al. Curcumin boosts DHA in the brain: implications for the prevention of anxiety disorders. Biochim. Biophys. Acta 2015 May;1852(5):951-61.

19. Shoba G, Joy D, Joseph T, Majeed M, Rajendran R, Srinivas PS. Influence of piperine on the pharmacokinetics of curcumin in animals and human volunteers. Planta. Med. 1998 May;64(4):353-6.

20. Reen RK, Jamwal DS, Taneja SC, Koul JL, Dubey RK, Wiebel FJ, Singh J. Impairment of UDP-glucose dehydrogenase and glucuronidation activities in liver and small intestine of rat and guinea pig *in vitro* by piperine. Biochem. Pharmacol. 1993 Jul 20;46(2):229-38.

21. Gota VS, Maru GB, Soni TG, Gandhi TR, Kochar N, Agarwal MG. Safety and pharmacokinetics of a solid lipid curcumin particle formulation in osteosarcoma patients and healthy volunteers. J. Agric. Food Chem. 2010 Feb 24;58(4):2095-9.

22. Nahar PP, Slitt AL, Seeram NP. Anti-Inflammatory Effects of Novel Standardized Solid Lipid Curcumin Formulations. J. Med. Food. 2015 Jul;18(7):786-92.

23. Wang J, Ghosh SS, Ghosh S. Curcumin improves intestinal barrier function: modulation of intracellular signaling, and organization of tight junctions. Am. J. Physiol. Cell Physiol. 2017 Apr 1;312(4):C438-C445.

24. Ghosh SS, Gehr TW, Ghosh S. Curcumin and chronic kidney disease (CKD): major mode of action through stimulating endogenous intestinal alkaline phosphatase. Molecules. 2014 Dec 2;19(12):20139-56.

25. Fawley J, Gourlay DM. Intestinal alkaline phosphatase: a summary of its role in clinical disease. J. Surg. Res. 2016 May 1;202(1):225-34.

26. Ghosh SS, He H, Wang J, Gehr TW, Ghosh S. Curcumin-mediated regulation of intestinal barrier function: The mechanism underlying its beneficial effects. Tissue Barriers. 2018 Jan 2;6(1):e1425085.

27. Zam W. Gut Microbiota as a Prospective Therapeutic Target for Curcumin: A Review of Mutual Influence. J. Nutr. Metab. 2018 Dec 16;2018:1367984.

28. Lopresti AL. The Problem of Curcumin and Its Bioavailability: Could Its Gastrointestinal Influence Contribute to Its Overall Health-Enhancing Effects? Adv. Nutr. 2018 Jan 1;9(1):41-50.

29. Mashhadi NS, Ghiasvand R, Askari G, Hariri M, Darvishi L, Mofid RM. Anti-Oxidative and Anti-Inflammatory Effects of Ginger in Health and Physical Activity: Review of Current Evidence. Int. J. Prev. Med. 2013 Apr; 4(Suppl 1): S36–S42.

30. Haniadka R, Saldanha E, Sunita V, Palatty PL, Fayad R, Baliga MS. A review of the gastroprotective effects of ginger (Zingiber officinale Roscoe). Food Funct. 2013 Jun;4(6):845-55.

31. Kashefi F, Khajehei M, Alavinia M, Golmakani E, Asili J. Effect of ginger (Zingiber officinale) on heavy menstrual bleeding: a placebo-controlled, randomized clinical trial. Phytother. Res. 2015 Jan;29(1):114-9.

32. Khayat S, Kheirkhah M, Behboodi Moghadam Z, Fanaei H, Kasaeian A, Javadimehr M. Effect of treatment with ginger on the severity of premenstrual syndrome symptoms. ISRN Obstet. Gynecol. 2014; 2014: 792708.

33. Blanke ML, VanDongen MJ. Activation Mechanisms of the NMDA Receptor. CRC Press/Taylor & Francis; 2009.

34. Simental-Mendia LE, Sahebkar A, Rodriguez-Moran M, Zambrano-Galvan G, Guerrero-Romero F. Effect of Magnesium Supplementation on Plasma C-reactive Protein Concentrations: A Systematic Review and Meta-Analysis of Randomized Controlled Trials. Curr. Pharm. Des. 2017;23(31):4678-4686.

35. Zhu C, Xu Y, Duan Y, Li W, Zhang L, Huang Y, Zhao W, Wang Y, Li J, Feng T, Li X, Hu X, Yin W. Exogenous melatonin in the treatment of pain: a systematic review and meta-analysis. Oncotarget. 2017 Oct 5;8(59):100582-100592.

36. Schwertner A, Conceição Dos Santos CC, Costa GD, Deitos A, de Souza A, de Souza IC,Torres IL, da Cunha Filho JS, Caumo W. Efficacy of melatonin in the treatment of endometriosis: a phase II, randomized, double-blind, placebo-controlled trial. Pain. 2013 Jun.; 154(6):874-81.

37. Qi S, Yan L, Liu Z, Mu YL, Li M, Zhao X, Chen ZJ, Zhang H. Melatonin inhibits 17β-estradiol-induced migration, invasion and epithelial-mesenchymal transition in normal and endometriotic endometrial epithelial cells. Reprod. Biol. Endocrinol. 2018 Jun 23;16(1):62.

38. Pittaluga E, Costa G, Krasnowska E, Brunelli R, Lundeberg T, Porpora MG, Santucci D, Parasassi T. More than antioxidant: N-acetyl-L-cysteine in a murine model of endometriosis. Fertil. Steril. 2010 Dec; 94(7): 2905-8.

39. Onalan G, Gulumser C, Mulayim B, Dagdeviren A, Zeyneloglu H. Effects of amifostine on endometriosis, comparison with N-acetyl cysteine, and leuprolide as a new treatment alternative: a randomized controlled trial. Arch. Gynecol. Obstet. 2014 Jan;289(1):193-200.

40. Agostinis C, Zorzet S, De Leo R, Zauli G, De Seta F, Bulla R. The combination of N-acetyl cysteine, alpha-lipoic acid, and bromelain shows high anti-inflammatory properties in novel *in vivo* and *in vitro* models of endometriosis. Mediators Inflamm. 2015;2015:918089.

41. Porpora MG, Brunelli R, Costa G, Imperiale L, Krasnowska EK, Lundeberg T, Nofroni I, Piccioni MG, Pittaluga E, Ticino A, Parasassi T. A promise in the treatment of endometriosis: an observational cohort study on ovarian endometrioma reduction by N-acetylcysteine. Evid. Based Complement Alternat. Med. 2013;2013:240702.

42. Giorgi VS, Da Broi MG, Paz CC, Ferriani RA, Navarro PA. N-Acetyl-Cysteine and l-Carnitine Prevent Meiotic Oocyte Damage Induced by Follicular Fluid From Infertile Women With Mild Endometriosis. Reprod. Sci. 2016 Mar;23(3):342-51.

43. Missmer SA, Chavarro JE, Malspeis S, Bertone-Johnson ER, Hornstein MD, Spiegelman D, Barbieri RL, Willett WC, Hankinson SE. A prospective study of dietary fat consumption and endometriosis risk. Hum. Reprod. 2010 Jun;25(6):1528-35.

44. Deutch B. Menstrual pain in Danish women correlated with low n-3 polyunsaturated fatty acid intake. Eur. J. Clin. Nutr. 1995 Jul;49(7):508-16.

45. Khanaki K, Nouri M, Ardekani AM, Ghassemzadeh A, Shahnazi V, Sadeghi MR, Darabi M, Mehdizadeh A, Dolatkhah H, Saremi A, Imani AR, Rahimipour A. Evaluation of the relationship between endometriosis and omega-3 and omega-6 polyunsaturated fatty acids. Iran Biomed. J. 2012;16(1):38-43.

46. Gazvani MR, Smith L, Haggarty P, Fowler PA, Templeton A. High omega-3:omega-6 fatty acid ratios in culture medium reduce endometrial-cell survival in combined endometrial gland and stromal cell cultures from women with and without endometriosis. Fertil. Steril. 2001 Oct;76(4):717-22.

47. Netsu S, Konno R, Odagiri K, Soma M, Fujiwara H, Suzuki M. Oral eicosapentaenoic acid supplementation as possible therapy for endometriosis. Fertil. Steril. 2008 Oct;90(4 Suppl):1496-502.

48. Akyol A, Şimşek M, İlhan R, Can B, Baspinar M, Akyol H, Gül HF, Gürsu F, Kavak B, Akın M. Efficacies of vitamin D and omega-3 polyunsaturated fatty acids on experimental endometriosis.

49. Pereira FEXG, Medeiros FDC, Rocha HAL, Silva KSD. Effects of omega-6/3 and omega-9/6 nutraceuticals on pain and fertility in peritoneal endometriosis in rats. Acta Cir. Bras. 2019 May 6;34(4):e201900405.

50. Lebovic DI, Kavoussi SK, Lee J, Banu SK, Arosh JA. PPARγ activation inhibits growth and survival of human endometriotic cells by suppressing estrogen biosynthesis and PGE2 signaling. Endocrinology 2013 Dec;154(12):4803-13.

51. Gani OA. Are fish oil omega-3 long-chain fatty acids and their derivatives peroxisome proliferator-activated receptor agonists? Cardiovasc. Diabetol. 2008 Mar 20;7:6.

52. Indraccolo U, Barbieri F. Effect of palmitoylethanolamide-polydatin combination on chronic pelvic pain associated with endometriosis: preliminary observations. Eur. J. Obstet. Gynecol. Reprod. Biol. 2010 May;150(1):76-9.

53. Stochino Loi E, Pontis A, Cofelice V, Pirarba S, Fais MF, Daniilidis A, Melis I, Paoletti AM, Angioni S. Effect of ultramicronized-palmitoylethanolamide and co-micronized palmitoylethanolamide/polydatin on chronic pelvic pain and quality of life in endometriosis patients: An openlabel pilot study. Int. J. Womens Health. 2019 Aug 12;11:443-449.

54. De Leo V, Cagnacci A, Cappelli V, Biasioli A, Leonardi D, Seracchioli R. Role of a natural integrator based on lipoic acid, palmitoiletanolamide and myrrh in the treatment of chronic pelvic pain and endometriosis. Minerva Ginecol. 2019 Jun;71(3):191-195.

55. Laschke MW, Menger MD. The gut microbiota: a puppet master in the pathogenesis of endometriosis? Am. J. Obstet. Gynecol. 2016 Jul;215(1):68.

56. Khan KN, Kitajima M, Inoue T, Fujishita A, Nakashima M, Masuzaki H. 17β-estradiol and lipopolysaccharide additively promote pelvic inflammation and growth of endometriosis. Reprod. Sci. 2015 May;22(5):585-94.

57. Itoh H, Sashihara T, Hosono A, Kaminogawa S, Uchida M. Lactobacillus gasseri OLL2809 inhibits development of ectopic endometrial cell in peritoneal cavity *via* activation of NK cells in a murine endometriosis model. Cytotechnology. 2011 Mar; 63(2): 205–210.

58. Uchida M, Kobayashi O. Effects of Lactobacillus gasseri OLL2809 on the induced endometriosis in rats. Biosci. Biotechnol Biochem. 2013;77(9):1879-81.

59. Shin SP, Choi YM, Kim WH, Hong SP, Park JM, Kim J, Kwon O, Lee EH, Hahm KB. A double blind, placebo-controlled, randomized clinical trial that breast milk derived-Lactobacillus gasseri BNR17 mitigated diarrhea-dominant irritable bowel syndrome. J. Clin. Biochem. Nutr. 2018 Mar; 62(2): 179–186.

60. Kim JY, Park YJ, Lee HJ, Park MY, Kwon O. Effect of Lactobacillus gasseri BNR17 on irritable bowel syndrome: a randomized, double-blind, placebo-controlled, dose-finding trial. Food Sci. Biotechnol. 2017 Dec 12;27(3):853-857.

61. Itoh H, Uchida M, Sashihara T, Ji ZS, Li J, Tang Q, Ni S, Song L, Kaminogawa S. Lactobacillus gasseri OLL2809 is effective especially on the menstrual pain and dysmenorrhea in endometriosis patients: randomized, double-blind, placebo-controlled study. Cytotechnology. 2011 Mar;63(2):153-61.

62. Kohama T, Herai K, Inoue M. Effect of French maritime pine bark extract on endometriosis as compared with leuprorelin acetate. J. Reprod. Med. 2007 Aug;52(8):703-8.

63. Maia H, Haddad C, Casoy J. Combining oral contraceptives with a natural nuclear factor-kappa B inhibitor for the treatment of endometriosis-related pain. Int. J. Womens Health 2014; 6: 35–39.

64. Li Y, Yao J, Han C, Yang J, Chaudhry MT, Wang S, Liu H, Yin Y. Quercetin, Inflammation and Immunity. Nutrients. 2016 Mar 15;8(3):167.

65. Bruning A. Inhibition of mTOR signaling by quercetin in cancer treatment and prevention. Anticancer Agents Med. Chem. 2013 Sep;13(7):1025-31.

66. Rogers-Broadway KR, Kumar J, Sisu C, Wander G, Mazey E, Jeyaneethi J, Pados G, Tsolakidis D, Klonos E, Grunt T, Hall M, Chatterjee J, Karteris E. Differential expression of mTOR components in endometriosis and ovarian cancer: Effects of rapalogues and dual kinase inhibitors on mTORC1 and mTORC2 stoichiometry. Int. J. Mol. Med. 2019 Jan;43(1):47-56.

67. Reyes-Farias M, Carrasco-Pozo C. The Anti-Cancer Effect of Quercetin: Molecular Implications in Cancer Metabolism. Int. J. Mol. Sci. 2019 Jun 28;20(13).

68. Wang P, Heber D, Henning SM. Quercetin increased bioavailability and decreased methylation of green tea polyphenols *in vitro* and *in vivo*. Food Funct. 2012 Jun;3(6):635-42.

69. Suzuki T, Hara H. Quercetin enhances intestinal barrier function through the assembly of zonula occludens-2, occludin, and claudin-1 and the expression of claudin-4 in Caco-2 cells. J. Nutr. 2009 May;139(5):965-74.

70. Park S, Lim W, Bazer FW, Whang KY, Song G. Quercetin inhibits proliferation of endometriosis regulating cyclin D1 and its target microRNAs *in vitro* and *in vivo*. J. Nutr. Biochem. 2019 Jan;63:87-100.

71. Nie J, Liu X. Quercetin alleviates generalized hyperalgesia in mice with induced adenomyosis. Mol. Med. Rep. 2017 Oct;16(4):5370-5376.

72. Kolahdouz Mohammadi R, Arablou T. Resveratrol and endometriosis: *In vitro* and animal studies and underlying mechanisms (Review). Biomed. Pharmacother. 2017 Jul.; 91: 220-228.

73. Mendes da Silva D, Azevedo Gross L, de Paula Guedes Neto E, Lessey BA, Francalacci Savaris R. The Use of Resveratrol as an Adjuvant Treatment of Pain in Endometriosis: A Randomized Clinical Trial. J. Endocr. Soc. 2017 Apr. 1 ; 1(4): 359–369.

74. Kodarahmian M, Amidi F, Moini A, Kashani L, Shabani Nashtaei M, Pazhohan A, Bahramrezai M, Berenjian S, Sobhani A. The modulating effects of Resveratrol on the expression of MMP-2 and MMP-9 in endometriosis women: a randomized exploratory trial. Gynecol. Endocrinol. 2019 Aug;35(8):719-726.

75. Loussouarn M Krieger-Liszkay A, Svilar L, Bily A, Birtić S, Havaux M. Carnosic Acid and Carnosol, Two Major Antioxidants of Rosemary, Act through Different Mechanisms. Plant. Physiol. 2017 Nov;175(3):1381-1394.

76. Ferella L, Bastón JI, Bilotas MA, Singla JJ, González AM, Olivares CN, Meresman GF. Active compounds present in Rosmarinus officinalis leaves and Scutellaria baicalensis root evaluated as new therapeutic agents for endometriosis. Reprod. Biomed. Online. 2018 Oct 26.

77. Zhu BT, Loder DP, Cai MX, Ho CT, Huang MT, Conney AH. Dietary administration of an extract from rosemary leaves enhances the liver microsomal metabolism of endogenous estrogens and decreases their uterotropic action in CD-1 mice. Carcinogenesis. 1998 Oct;19(10):1821-7.

78. Romo-Vaquero M, Selma MV, Larrosa M, Obiol M, García-Villalba R, González-Barrio R, Issaly N, Flanagan J, Roller M, Tomás-Barberán FA, García-Conesa MT. A rosemary extract rich in carnosic acid selectively modulates caecum microbiota and inhibits β-glucosidase activity, altering fiber and short chain fatty acids fecal excretion in lean and obese female rats. PLoS One. 2014 Apr 14;9(4):e94687.

79. Tahoonian-Golkhatmy F, Abedian Z, Emami SA, Esmaily H. Comparison of Rosemary and Mefenamic Acid Capsules on Menstrual Bleeding and Primary Dysmenorrhea: A Clinical Trial. Iran J. Nurs. Midwifery Res. 2019 Jul-Aug;24(4):301-305.

80. Yoshida K, Ushida Y, Ishijima T, Suganuma H, Inakuma T, Yajima N, Abe K, Nakai Y. Broccoli sprout extract induces detoxification-related gene expression and attenuates acute liver injury. World J. Gastroenterol. 2015 Sep 21;21(35):10091-103.

81. Fowke JH, Longcope C, Hebert JR. Brassica vegetable consumption shifts estrogen metabolism in healthy postmenopausal women. Cancer Epidemiol. Biomarkers Prev. 2000 Aug;9(8):773-9.

82. Michnovicz JJ, Adlercreutz H, Bradlow HL. Changes in levels of urinary estrogen metabolites after oral indole-3-carbinol treatment in humans. J. Natl. Cancer Inst. 1997 May 21;89(10):718-23.

83. Sampson JN, Falk RT, Schairer C, Moore SC, Fuhrman BJ, Dallal CM, Bauer DC, Dorgan JF, Shu XO, Zheng W, Brinton LA, Gail MH, Ziegler RG, Xu X, Hoover RN, Gierach GL. Association of Estrogen Metabolism with Breast Cancer Risk in Different Cohorts of Postmenopausal Women. Cancer Res. 2017 Feb 15;77(4):918-925.

84. Guerrero-Beltrán CE, Calderón-Oliver M, Pedraza-Chaverri J, Chirino YI. Protective effect of sulforaphane against oxidative stress: recent advances. Exp. Toxicol. Pathol. 2012 Jul;64(5):503-8.

85. Zhou J, Joplin DG, Cross JV, Templeton DJ. Sulforaphane inhibits prostaglandin E2 synthesis by suppressing microsomal prostaglandin E synthase 1. PLoS One. 2012;7(11):e49744.

86. Sacco K, Portelli M, Pollacco J, Schembri-Wismayer P, Calleja-Agius J. The role of prostaglandin E2 in endometriosis. Gynecol. Endocrinol. 2012 Feb;28(2):134-8.

87. Zhou A, Hong Y, Lv Y. Sulforaphane Attenuates Endometriosis in Rat Models Through Inhibiting PI3K/Akt Signaling Pathway. Dose Response. 2019 Jun 11;17(2):1559325819855538.

88. Barra F, Ferro Desideri L, Ferrero S. Inhibition of PI3K/AKT/mTOR pathway for the treatment of endometriosis. Br. J. Pharmacol. 2018 Sep;175(17):3626-3627.

89. Liu Y, Zhang Z, Lu X, Meng J, Qin X, Jiang J. Anti-nociceptive and anti-inflammatory effects of sulforaphane on sciatic endometriosis in a rat model. Neurosci. Lett. 2020 Feb 22;723:134858.

90. Wang C, Wang C. Anti-nociceptive and anti-inflammatory actions of sulforaphane in chronic constriction injury-induced neuropathic pain mice. Inflammopharmacology. 2017 Feb;25(1):99-106.

91. Forester SC, Lambert JD. Antioxidant effects of green tea. Mol. Nutr. Food Res. 2011 Jun; 55(6): 844–854.

92. Ohishi T, Goto S, Monira P, Isemura M1, Nakamura Y. Anti-inflammatory Action of Green Tea. Antiinflamm Antiallergy Agents Med. Chem. 2016;15(2):74-90.

93. Xu H, Lui WT, Chu CY, Ng PS, Wang CC, Rogers MS. Anti-angiogenic effects of green tea catechin on an experimental endometriosis mouse model. Hum. Reprod. 2009 Mar;24(3):608-18.

94. Wang CC, Xu H, Man GC, Zhang T, Chu KO, Chu CY, Cheng JT, Li G, He YX, Qin L, Lau TS, Kwong J, Chan TH. Prodrug of green tea epigallocatechin-3-gallate (Pro-EGCG) as a potent anti-angiogenesis agent for endometriosis in mice. Angiogenesis 2013 Jan;16(1):59-69.

95. Laschke MW, Schwender C, Scheuer C, Vollmar B, Menger MD. Epigallocatechin-3-gallate inhibits estrogen-induced activation of

endometrial cells *in vitro* and causes regression of endometriotic lesions *in vivo*. Hum. Reprod. 2008 Oct;23(10):2308-18.

96. Matsuzaki S, Darcha C2. Antifibrotic properties of epigallocatechin-3-gallate in endometriosis. Hum. Reprod. 2014 Aug;29(8):1677-87.

97. Fuhrman BJ, Pfeiffer RM, Wu AH, Xu X, Keefer LK, Veenstra TD, Ziegler RG. Green tea intake is associated with urinary estrogen profiles in Japanese-American women. Nutr. J. 2013 Feb 15;12:25.

98. Roshdy E, Rajaratnam V, Maitra S, Sabry M, Allah AS, Al-Hendy A. Treatment of symptomatic uterine fibroids with green tea extract: a pilot randomized controlled clinical study. Int. J. Womens Health. 2013 Aug 7;5:477-86.

99. Zhang X, Zhang R, Chen D, Huang R, Tian Y, Zhang P, Zhang J; Shanghai Birth Cohort. Association of tea drinking and dysmenorrhoea among reproductive-age women in Shanghai, China (2013-2015): a cross-sectional study. BMJ Open. 2019 Apr 8;9(4):e026643.

100. Ungerstedt JS, Blömback M, Söderström T. Nicotinamide is a potent inhibitor of proinflammatory cytokines. Clin. Exp. Immunol. 2003 Jan;131(1):48-52.

101. Khan KZ, Fujishita A, Hiraki K, Kitajima M, Nakashima M, Fushiki S, Kitawaki J. Bacterial contamination hypothesis: a new concept in endometriosis. Reprod. Med. Biol. 2018 Jan 18;17(2):125-133.

102. Traish A, Müller RE, Wotiz HH. Effects of pyridoxal 5'-phosphate on uterine estrogen receptor. II. Inhibition of estrogen . receptor transformation. J. Biol. Chem. 1980 May 10;255(9):4068-72.

103. Bunce GE, Vessal M. Effect of zinc and/or pyridoxine deficiency upon oestrogen retention and oestrogen receptor distribution in the rat uterus. J. Steroid Biochem. 1987 Mar;26(3):303-8.

104. Hodges RE, Minich DM. Modulation of Metabolic Detoxification Pathways Using Foods and Food-Derived Components: A Scientific Review with Clinical Application. J. Nutr. Metab. 2015; 2015: 760689.

105. Gaskins AJ, Mumford SL, Chavarro JE, Zhang C, Pollack AZ, Wactawski-Wende J, Perkins NJ, Schisterman EF. The impact of dietary folate intake on reproductive function in premenopausal women: a prospective cohort study. PLoS One. 2012;7(9):e46276.

106. Gaskins AJ, Chiu YH, Williams PL, Ford JB, Toth TL, Hauser R, Chavarro JE; EARTH Study Team. Association between serum folate and vitamin B-12 and outcomes of assisted reproductive technologies. Am. J. Clin. Nutr. 2015 Oct;102(4):943-50.

107. Granier M. What is the importance of L-5-methltetrahydrofolate during pregnancy? Journal de Gynécologie Obstétrique et Biologie de la Reproduction. 2012 May; 41(2):12-15.

108. Lamers Y, Prinz-Langenohl R, Brämswig S, Pietrzik K. Red blood cell folate concentrations increase more after supplementation with

[6S]-5-methyltetrahydrofolate than with folic acid in women of childbearing age. Am. J. Clin. Nutr. 2006 Jul;84(1):156-61.

109. Erten OU, Ensari TA, Dilbaz B, Cakiroglu H, Altinbas SK, Çaydere M, Goktolga U. Vitamin C is effective for the prevention and regression of endometriotic implants in an experimentally induced rat model of endometriosis. Taiwan J. Obstet. Gynecol. 2016 Apr;55(2):251-7.

110. Santanam N, Kavtaradze N, Murphy A, Dominguez C, Parthasarathy S. Antioxidant supplementation reduces endometriosis-related pelvic pain in humans. Transl. Res. 2013 Mar;161(3):189-95.

111. Harris HR, Chavarro JE, Malspeis S, Willett WC, Missmer SA. Dairy-Food, Calcium, Magnesium, and Vitamin D Intake and Endometriosis: A Prospective Cohort Study. Am. J. Epidemiol. 2013 Mar 1; 177(5): 420–430.

112. Giampaolino P, Della Corte L, Foreste V, Bifulco G. Is there a Relationship Between Vitamin D and Endometriosis? An Overview of the Literature. Curr. Pharm. Des. 2019;25(22):2421-2427.

113. Yin K, Agrawal DK. Vitamin D and inflammatory diseases. J. Inflamm. Res. 2014; 7: 69–87.

114. Cermisoni GC, Alteri A, Corti L, Rabellotti E, Papaleo E, Viganò P, Sanchez AM. Vitamin D and Endometrium: A Systematic Review of a Neglected Area of Research. Int. J. Mol. Sci. 2018 Aug; 19(8): 2320.

115. Bikle DD. Extraskeletal actions of vitamin D. Ann. NY Acad. Sci. 2016 Jul;1376(1):29-52.

116. Villaggio B, Soldano S, Cutolo M. 1,25-dihydroxyvitamin D3 downregulates aromatase expression and inflammatory cytokines in human macrophages. Clin. Exp. Rheumatol. 2012 Nov-Dec;30(6):934-8.

117. Gonçalves DR, Braga A, Braga J, Marinho A. Recurrent pregnancy loss and vitamin D: A review of the literature. Am. J. Reprod. Immunol. 2018 Nov;80(5):e13022.

118. Ziaei S, Faghihzadeh S, Sohrabvand F, Lamyian M, Emamgholy T. A randomised placebo-controlled trial to determine the effect of vitamin E in treatment of primary dysmenorrhoea. BJOG. 2001 Nov;108(11):1181-3.

119. Ray K, Fahrmann J, Mitchell B, Paul D, King H, Crain C, Cook C, Golovko M, Brose S, Golovko S, Santanam N. Oxidation-sensitive nociception involved in endometriosis-associated pain. Pain. 2015 Mar;156(3):528-39.

120. Mier-Cabrera J, Aburto-Soto T, Burrola-Méndez S, Jiménez-Zamudio L, Tolentino MC, Casanueva E, Hernández-Guerrero C. Women with endometriosis improved their peripheral antioxidant markers after the application of a high antioxidant diet. Reprod. Biol. Endocrinol. 2009 May 28;7:54.

121. Lai GL, Yeh CC, Yeh CY, Chen RY, Fu CL, Chen CH, Tzeng CR. Decreased zinc and increased lead blood levels are associated with endometriosis in Asian Women. Reprod. Toxicol. 2017 Dec;74:77-84.

122. Messalli EM, Schettino MT, Mainini G, Ercolano S, Fuschillo G, Falcone F, Esposito E, Di Donna MC, De Franciscis P, Torella M. The possible role of zinc in the etiopathogenesis of endometriosis. Clin. Exp. Obstet. Gynecol. 2014;41(5):541-6.

123. Jarosz M, Olbert M, Wyszogrodzka G, Młyniec K, Librowski T. Antioxidant and anti-inflammatory effects of zinc. Zinc-dependent NF-κB signaling. Inflammopharmacology. 2017 Feb;25(1):11-24.

124. Nozaki C, Vergnano AM, Filliol D, Ouagazzal AM, Le Goff A, Carvalho S, Reiss D, Gaveriaux-Ruff C, Neyton J, Paoletti P, Kieffer BL. Zinc alleviates pain through high-affinity binding to the NMDA receptor NR2A subunit. Nat. Neurosci. 2011 Jul 3;14(8):1017-22.

CHAPITRE 5

PROTOCOLES

Nutraceutique ?

On parle souvent de compléments alimentaires… c'est le terme légal employé en Europe pour les produits de santé naturelle. En réalité le produit n'a pas forcément vocation à combler des carences (bien que ce soit le cas pour la vitamine D), mais plutôt d'agir au niveau cellulaire sur des mécanismes particulièrement impliqués dans l'endométriose. Le terme « nutraceutique » est donc bien plus adapté. Certaines de ces actions sont difficilement réalisables avec l'alimentation, pour de multiples raisons qui seront détaillées dans ce livre.

Endocriway®

Endocriway® (ex Endoway®) est une formulation nutraceutique qui a pour but d'agir sur différents axes:

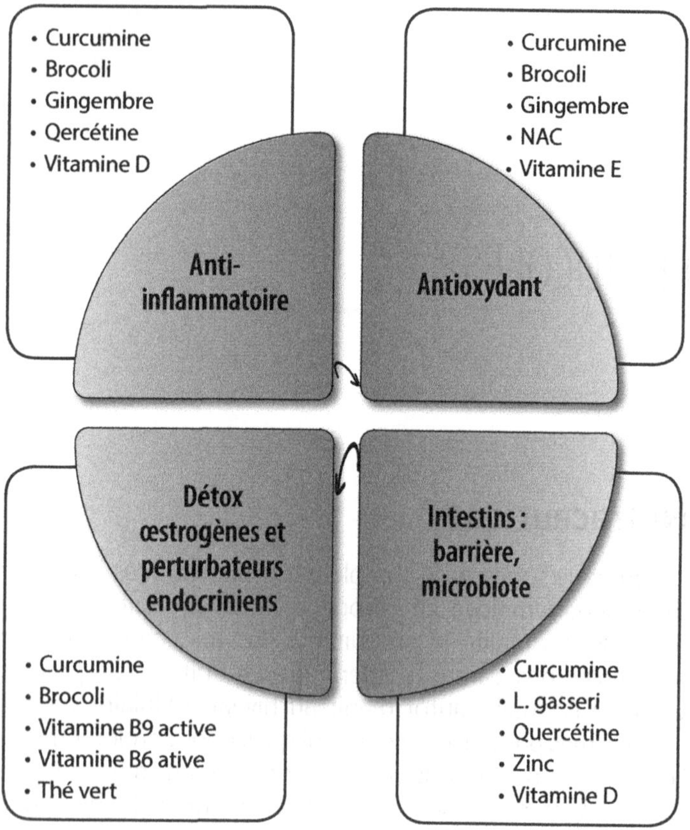

Endocriway® est décliné en trois formulations. Tous les composants ne se trouvent pas dans le même produit. Le choix ou les associations se font selon le but thérapeutique recherché.

A noter que d'autres mécanismes sont aussi représentés :

Effets antiprolifératifs	• Curcumine • Vitamine D
Inhibition du facteur de croissance vasculaire de l'endothélium (VEGF)	• Thé vert (EGCG), curcumine • Quiercétine, vitamine D
Inhibition des molécules d'adhésion ICAM-1 et VCAM-1	• Curcumine
Inhibition des métalloprotéinases matricielles (MMP)	• Curcumine • Thé vert (EGCG), vitamine D
Inhibition de Notch (fibrose) *via* inhibition de l'IL-6	• Curcumine • Thé vert (EGCG)

Un traitement de base polyvalent

Endocriway® constitue un traitement de fond contre l'endométriose. C'est un point très important.

Il peut être pris :

– Que les règles soient toujours présentes (pas de pilule ou autre traitement bloquant le cycle menstruel). Endocriway® est alors un traitement naturel de base qui peut accompagner d'autres mesures comme l'alimentation anti-inflammatoire, l'aromathérapie, les bains dérivatifs, le yoga, etc.

- Que le cycle soit interrompu (progestatif continu, pilule œstro-progestative continue, analogues de la GnRH).
- En association avec des plantes agissant spécifiquement à certains moments du cycle (onagre, plantes progestérone-like…).

Quels bénéfices pour les patientes ?

Les formulations nutraceutiques sont supposées pouvoir :

- Diminuer les douleurs pelviennes et les douleurs de règles.
- Diminuer les caillots lors des menstruations.
- Améliorer le confort digestif et de l'état de la muqueuse intestinale.
- Amoindrir les hyperalgies autres que pelviennes ou digestives, comme les lombalgies, les douleurs aux jambes.

Posologies

Mode d'administration

Les produits Endocriway® se prennent au repas car certaines substances sont mieux tolérées ou mieux absorbées avec la nourriture (ex : éléments liposolubles comme la curcumine, les vitamines E et D). Les probiotiques L. gasseri et l'extrait breveté BroccoRaphanin® sont dans tous les cas protégés car les gélules sont gastro-résistantes. Le contenu est libéré dans l'intestin et non pas dans l'estomac.

- **Endocriway®**

Le schéma posologique normal pour Endoway® ou Endocriway® formule originale est de 2 gélules par jour.

Généralement 1 gélule le matin et 1 le soir. Dans le cas où de l'hypoglycémie serait ressentie la posologie peut être modifiée pour une prise unique à raison de 2 gélules au repas du soir.

Parfois une seule gélule par jour peut suffire en traitement de fond.

- **Endocriway® Digest**

La posologie pour Endocriway® Digest est d'une gélule 3 fois par jour.

- **Œstro Regul'®**

La posologie d'Œstro Regul'® est de 1, 2 ou 3 gélules par jour selon les protocoles. La posologie de 1 par jour permet une prise continue au long cours, alors que 3 par jour est plutôt un protocole court (phase intense de détox, pendant l'ovulation, ou bien pendant les règles).

Protocoles

Protocole de base, avec présence des règles

Prendre 2 gélules par jour d'Endocriway® si prédominance d'inflammations généralisées dans tous le corps ou bien 1 gélule 3 fois par jour du produit Endocriway® Digest si des troubles digestifs sont présents.

Rajouter Œstro Regul'® soit autour de l'ovulation si des douleurs sont ressenties à ce moment du cycle (effet de détox oestrogénique), soit autour des règles si les troubles interviennent à ce stade (pour ses effets antioxydants et anti-inflammatoires).

Protocole de base, avec absence des règles (progestatif ou œstro-progestatif continu)

Prendre 2 gélules par jour d'Endocriway®, ou bien 1 gélule 3 fois par jour d'Endocriway® Digest si des troubles digestifs sont présents (effets secondaires courants des progestatifs).

Associations possibles

Oméga-3 EPA/DHA

Il est possible d'ajouter 500 mg d'EPA/DHA cumulés par jour, afin de moduler l'équilibre des acides gras (ratio AA/EPA) qui est un facteur majeur dans la production de la prostaglandine pro-inflammatoire PGE2.

Huile d'onagre

Une gélule de 500 mg d'huile d'onagre 2 à 3 fois par jour dans la deuxième partie du cycle (10 à 14 jours avant les règles) constitue un ajout intéressant si présence de syndrome prémenstruel persistant malgré les autres substances naturelles anti-inflammatoires.

PEA

Le palmitoyléthanolamide (PEA) peut être rajouté au plan de complémentation en cas de douleurs neuropathiques associées. En effet des lésions endométriosiques peuvent parfois toucher un nerf et occasionner une névralgie. Dans ce cas, et selon les douleurs prendre 400 mg de PEA 1 à 3 fois par jour.

Calcium-D-glucarate

Si présence de douleurs à la phase ovulatoire du cycle rajouter du calcium-D-glucarate quelques jours avant, pendant, et quelques jours après l'ovulation (ex : 10 jours/cycle de J9 à J18). Commencer par une dose de 200 mg par jour. Augmenter si nécessaire et si bien toléré. Il est possible d'aller jusqu'à 1500 mg par jour. Ce produit permet une meilleure détoxication hépatique (phase II) des œstrogènes et une plus grande élimination par voie intestinale (inhibition de la bêta-glucuronidase).

L-glutamine

Endocriway® Digest contient plusieurs ingrédients améliorant la barrière intestinale. Néanmoins en cas d'hyperperméabilité intestinale avérée il est possible d'ajouter 2000 mg de L-glutamine par jour, de préférence avant les repas du matin et/ou de midi. La glutamine est le substrat de base des entérocytes.

Vitamine K2 (K2MK7)

Le traitement par analogue de la GnRH dans le but de produire une ménopause artificielle, engendre un risque accru d'ostéoporose à cause du manque d'œstrogènes. La combinaison de vitamines D3 et K2 permet d'en limiter l'impact.

Rajouter de la vitamine K2-MK7 au plan de complémentation (environ 100µg par jour) ou bien une association vitamine D3K2 si l'on veut aussi augmenter les apports de vitamine D (à vérifier avec un dosage sanguin de la 25(OH)D).

Contre-indications

- Allergie à un ou plusieurs composants ;
- Obstruction des voies biliaires ;
- Anticoagulants.

Précaution d'emploi

- Hypothyroïdie (pour les formules contenant l'extrait de brocoli).
- Anémie ferriprive (curcumine).

CHAPITRE 6

TÉMOIGNAGES ET CONCLUSION

Témoignages

A delà de tous les arguments et justifications scientifiques, rien ne vaut l'expérience et surtout le retour des malades.

Voici leurs témoignages...

Un mois je l'utilise Endoway® (Endocriway®) pour satisfaite, règles moins douloureuses et peu de caillots. (Gladys)

Cela m'aide à diminuer mes douleurs. (Nathalie)

Des résultats encourageants dès le premier cycle menstruel ! Enfin un peu de répit... (Aurélie)

Ces gélules agissent sur la plupart de mes symptômes. Même si cela ne fait pas disparaitre la douleur au plus haut des crises, je suis passé de 12 gélules d'antidouleurs à 4-5 par crise, et c'est déjà énorme ! (Caroline)

Associé à une alimentation anti-inflammatoire les jours autour des règles, j'ai constaté à ma grande surprise une absence de douleurs fortes. Juste quelques passages désagréables « traités » par bouillotte. Pas besoin d'antalgiques ! Très encourageant. (M-Laure)

Je vivais avec l'endométriose depuis l'adolescence sans le savoir. Toute ma vie était gérée en fonction de mon cycle (emploi du temps au bureau, vacances, mon mariage...). Tout était toujours planifié pour éviter les 'mauvais jours'. Et puis un jour (il y a 6 ans seulement), le verdict est tombé. J'avais un nom sur mes douleurs, mes sautes d'humeur, mes troubles digestifs, ma fatigue... Mais un nom ne soulage rien ! Voilà un an que je prends Endoway® (Endocriway®). Et cela a changé ma façon de vivre ! Quand on nous invite quelque part, je ne sors plus mon calendrier ! Je ne manque plus de fêtes de famille parce que je suis trop fatiguée ! Je n'ai plus peur de sortir ou partir en week-end parce que j'ai peur d'avoir trop mal pour profiter ! Et je ne culpabilise plus de m'en prendre à mon mari pour un rien ! Tout cela n'existe plus dans ma vie. Cela peut paraître anodin, mais je retrouve une vie sociale. De plus, à une boîte d'antidouleurs par mois, je suis passé à deux-trois comprimés maximum (certains mois, j'arrive même à m'en passer). Et avec un produit beaucoup plus naturel que ceux qui vous bousillent l'estomac ou le foie ! Je suis ravie de pouvoir témoigner de mon expérience autour de moi et d'attester de l'efficacité d'Endoway® (Endocriway®). (Caroline)

Atteinte d'une endométriose diagnostiquée en stade 4 voilà plus de 15 ans, grâce à votre livre et à l'application des conseils que vous donnez, j'ai réussi à tomber enceinte après 10 ans d'essais infructueux. Je suis actuellement à 8 semaines d'aménorrhée, nous avons pu voir le cœur. Mis à part quelques saignements en SA 5-6 et de fortes nausées qui perdurent, tout semble donc bien aller. Quant au protocole que j'ai appliqué, j'ai commencé pendant 1 mois par le sans gluten et sans produits laitiers avec omega-3 1000 mg par jour + curcuma + caméline, puis ai continué deux mois en m'autorisant toutefois quelques écarts gluten et laitier et en ajoutant NAC et glutamine, puis 1 mois en enlevant NAC (que je ne supportais pas bien), diminuant glutamine et ajoutant DIM 200 mg 2x par jour avec la caméline, calcium-D-glucarate 500mg 2x par jour et choline + inositol 500 mg de chaque 2x par jour. Et bébé est arrivé à ce moment-là !

Je vous remercie encore une fois du plus profond de mon cœur pour votre ouvrage qui a ouvert une porte là où 15 ans de médecins (dont des grands centres spécialisés en endométriose) ne proposaient que chirurgie et hormones artificielles... Merci ! (Magalie)

C'est avec grande joie et facilité que je vous écris les bénéfices d'Endoway® (Endocriway®). Ce produit est sans effets secondaires négatifs (effets inconfortables ou mauvais pour mon organisme), parfaitement compatible avec tout type d'alimentation, pratique, avec de réels effets, notamment anti-inflammatoire. Je ne peux témoigner que des effets visibles mais je crois aux effets invisibles également, car mon corps témoigne d'un mieux-être général et d'une diminution sensible et notable des douleurs très typique de l'endométriose comme les douleurs situées dans le périnée. Merci à Endoway® (Endocriway®) d'apporter sans dénaturer et sans perturber l'équilibre général. C'est un élément très important à souligner car nombreux sont les produits mais peu apportent sans effets négatifs. L'absence d'effets négatifs est le point le plus fort de ce produit et je le recommande sans hésitation aux femmes souffrant d'endométriose. (Anne-Laure)

Conclusion

La médecine moderne, bien que très performante en aigu, ne permet pas de s'attaquer à la racine des maladies chroniques. Malheureusement c'est aussi le cas pour l'endométriose. Les traitements médicamenteux proposés, même si très utiles en phase aigu, ont leurs limites. L'approche naturelle paraît alors évidente. Les compléments alimentaires, que l'on devrait par ailleurs appeler « nutraceutiques », nous livrent tout leur potentiel pour traiter et corriger, plus en amont, les mécanismes physiopathologiques de l'endométriose.

J'espère de tout cœur que les produits naturels pourront aider les femmes atteintes d'endométriose, leur redonner de l'espoir et une meilleure qualité de vie.

Fabien Piasco

TABLE DES MATIÈRES

DU MÊME AUTEUR

L'ALIMENTATION ANTI-ENDOMÉTRIOSE

4e édition augmentée

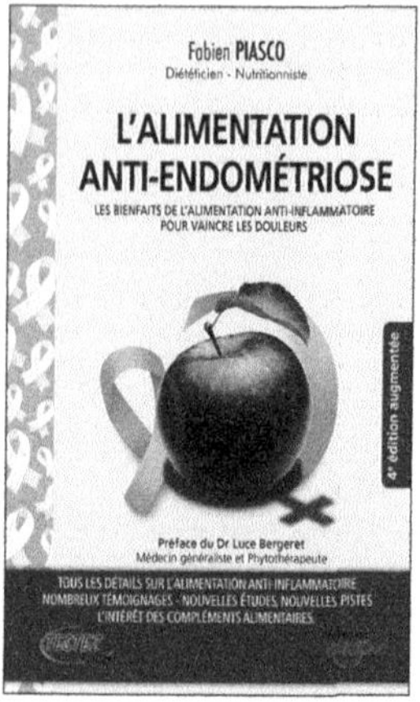

L'endométriose est une pathologie invalidante qui touche plus d'une femme sur dix. Nombreuses sont celles qui cherchent des solutions naturelles pour améliorer leur qualité de vie, et notamment leurs douleurs. La nutrition fait maintenant partie intégrante de cette approche.

Une alimentation antioxydante et anti-inflammatoire, construite spécifiquement pour l'endométriose (détox et modulation des œstrogènes, éviction des perturbateurs endocriniens) peut clairement donner des résultats impressionnants !

Le livre « L'alimentation anti-endométriose » de Fabien Piasco, est devenu LA référence dans ce domaine ! Entièrement basé sur la science, remis à jour plusieurs fois au vu des connaissances actuelles en nutrition pour l'endométriose et des dernières études publiées, cet ouvrage fait le point sur tous les facteurs nutritionnels et environnementaux, comme par exemple les antioxydants, la vitamine D, les oméga-3, le gluten, les bisphénols et phtalates, etc. Une multitude de conseils et astuces sont donnés, faute de recommandations officielles dans ce domaine.

Cette quatrième édition est encore enrichie : de nouvelles études sur les aliments et leur possible lien avec la maladie, de nouvelles théories y sont exposées. Le domaine des compléments alimentaires a aussi évolué, et le chapitre qui leur est dédié est donc étoffé. Les nombreux échanges avec les femmes atteintes d'endométriose ont aussi permis de compléter l'ouvrage : plus de questions/réponses et surtout la création d'un nouveau chapitre consacré aux témoignages. Sources d'espoir et de motivation, ils pourront pousser les nouvelles lectrices à franchir le cap d'une alimentation réellement salvatrice !

Cet ouvrage répond vraiment à toutes les questions possibles sur la nutrition et l'endométriose ! Tout comme les deux précédentes éditions, il est écrit avec trois niveaux de lecture (conseils pratiques, explications techniques et données scientifiques les plus pointues). Ainsi, patientes atteintes d'endométriose, médecins gynécologues et diététiciens-nutritionnistes, pourront y trouver toutes les informations qu'ils recherchent !

Vous trouverez ci-dessous, le chapitre 1 de ce livre.

L'ENDOMÉTRIOSE : UNE MALADIE ENCORE MAL COMPRISE

Si vous lisez ce livre c'est que vous connaissez et/ou que vous êtes concernée par l'endométriose. Elle se définit par la formation de tissu endométrial en dehors de l'utérus. Les cellules endométriales ectopiques (du grec « ex topos » qui signifie « en dehors ») peuvent se retrouver sur les ovaires, les trompes de Fallope, les ligaments soutenant l'utérus et sur la surface extérieure de l'utérus. Mais on peut parfois retrouver des cellules endométriales ectopiques sur les intestins, la vessie ou les reins. Exceptionnellement sur des sites très éloignés de l'utérus.

Les mécanismes de la maladie

La présence anormale de ces cellules endométriales sur différents sites et organes pourraient s'expliquer par ces diverses théories :

- Flux rétrograde : menstruations ne s'écoulant pas vers l'extérieur par le vagin mais remontant dans la cavité péritonéale *via* les trompes utérines. Il s'agit de la théorie la plus largement acceptée.
- Pluripotentialité des cellules du péritoine qui dériverait d'un tissu embryologique (transformation de ce tissu, théorie métaplasique).
- Migration du tissu endométrial par la lymphe ou par le sang.

Les hypothèses quant aux causes

Dans l'état actuel des connaissances, on ne peut pas affirmer à 100 % quelles en sont précisément les causes. Il en demeure une compilation d'hypothèses. Les voici :

- Disfonctionnement du système immunitaire : ce dernier ne détruirait pas ces cellules anormales.
- Influence de l'environnement : dioxine et autres perturbateurs endocriniens, impact de l'alimentation.
- Hypothèse infectieuse ? Endotoxine bactérienne (LPS) ?
- Mutation de certains gènes.

Tous ces points constituent d'anciennes théories. De récentes découvertes ont permis d'établir de nouvelles hypothèses quant à la physiopathologie (voir paragraphe suivant).

Les perturbations physiologiques

Il existe différentes composantes de la physiopathologie :

- Vasculogenèse, angiogenèse.

- Hyper-œstrogénie et résistance à la progestérone.
- Surexpression de molécules et médiateurs de l'inflammation (ex : PGE2, TNF-α, IL-33...) [1,3,9].
- Surexpression de certaines enzymes comme les métalloprotéases matricielles [2].
- Mais aussi surexpression d'une protéine, le MIF (Migration Inhibitory Factor), qui, si dosée, permettrait un diagnostic précoce [4].
- Des nouvelles découvertes quant au rôle du SRC-1 (steroid receptor coactivator-1), dont une isoforme serait impliquée dans la progression de l'endométriose [5], d'expression anormale des récepteurs d'ocytocine dans la zone de jonction utérine [6], qu'une protéine nommée TFF3 (trefoil factor 3) présente en quantité plus importante dans la cavité péritonéale des femmes atteintes d'endométriose, qui serait liée au processus inflammatoire et à la progression de la maladie [7]...

Bien qu'il existe une prédisposition génétique pour la susceptibilité et la sévérité de la maladie sur laquelle il n'est pas possible d'agir (polymorphismes HLA-G, LILRB1 et LILRB2 [10]**), la nutrition peut jouer grandement sur les autres facteurs.**

Les signes cliniques

L'endométriose peut tout à fait être asymptomatique (rien n'est ressenti), mais la plupart du temps ce sont les douleurs qui constituent le symptôme principal, notamment pendant les règles (dysménorrhée). Les douleurs peuvent toucher l'intestin et la vessie, avec constipation et envie fréquente d'uriner. Ces signes peuvent laisser imaginer justement une atteinte de ces organes par du tissu endométrial. L'amplitude des douleurs peut varier d'une femme à l'autre ; cela peut aller jusqu'à une incapacité de travail. Les relations sexuelles sont souvent douloureuses. Dans tous les cas, la qualité de vie est amoindrie, tant sur le plan physique que psychologique. Le traitement de la douleur est donc un enjeu important. Nous verrons plus loin ce que peut justement apporter l'alimentation.

L'infertilité

Bien que les chiffres soient relativement imprécis, on estime que 20 à 50% des femmes atteintes d'endométriose souffrent d'infertilité [8]. Les raisons restent encore mal connues et sont assez controversées. C'est d'ailleurs au bilan d'une infertilité que la découverte d'une endométriose est souvent établie. La conception est une étape importante dans la vie d'une femme. C'est donc une source d'angoisse pour les patientes jeunes car l'infertilité est une des conséquences possibles de l'endométriose.

Une approche par étapes

Des changements alimentaires pas à pas

Il est très difficile de changer profondément son alimentation, surtout du jour au lendemain. Ce n'est même d'ailleurs pas forcément souhaitable. En effet des changements brusques peuvent perturber les habitudes, créer un stress, voire de l'anxiété. Alors que seuls des changements durables pourront impacter la santé, l'abandon total (car trop difficile, trop contraignant, etc.) aura pour effet de tout annuler... Si la mise en place de nouvelles habitudes alimentaires n'est pas progressive la contrainte sera tout simplement plus ressentie que le bénéfice. La bonne approche est donc différente.

La bonne approche

L'alimentation ne devrait jamais être un combat. Manger n'est pas optionnel mais obligatoire. Alors, avec trois repas (ou plus) par jour, durant toute la vie, imaginez le stress ressenti ! La bonne démarche n'est pas un combat, mais l'envie de prendre soin de soi. Choisir tel ou tel aliment, le préparer pour qu'il soit à la fois savoureux et bénéfique à la santé, vous permettra au fur à mesure d'apprécier cette alimentation-santé et vous donnera l'envie de prendre encore plus soin de vous.

Quelles étapes ?

L'idée est dans un premier temps de modifier son alimentation vers un modèle anti-inflammatoire et protecteur contre l'endométriose (réduire l'exposition aux perturbateurs endocriniens, limiter les aliments et boissons qui augmentent les œstrogènes, prendre éventuellement des compléments alimentaires). Ce modèle, vous le verrez, est proche du régime méditerranéen de type crétois. Il permet de conserver tous les groupes alimentaires, sans créer de restriction mais plutôt de faire des choix éclairés.

Si au bout d'un certain temps (au moins 3 mois) les bénéfices ressentis ne sont pas suffisants, il est possible d'aller plus loin. L'approche sera alors plus restrictive car des groupes d'aliments pourront être retirés. Nous verrons notamment qu'éviter le gluten peut aider à soulager les douleurs. Cette étape permet une action « jusqu'au boutiste » certes, mais peut-être plus efficace. En ce qui concerne les produits laitiers, souvent évités par les femmes atteintes d'endométriose, le problème est plus complexe, mais pour certaines ils pourront être évités. Certaines femmes suivent le régime Seignalet (sans gluten ni laitages, cuissons douces et alimentation biologique). Bien que le Dr Seignalet n'ait pas testé sa diète sur des femmes atteintes d'endométriose, certains points de son approche semble convenir au traitement nutritionnel de l'endométriose (hormis le côté crudivore qui n'était pas spécialement une bonne idée, ainsi que la consommation de certains aliments qui seront plutôt à éviter, nous le verrons). Mais la nutrition propre à l'endométriose est un modèle à part entière, qu'on ne peut pas calquer sur autre chose. Il existe une multitude de points très spécifiques. Il faut donc construire un modèle d'alimentation « anti-endométriose ». Tous les paramètres seront détaillés dans cet ouvrage.

Sur quels paramètres pourrons-nous jouer au niveau de l'alimentation ?

Perturbateurs endocriniens

L'alimentation est une source d'intrants. Il faut garder à l'esprit que lorsque l'on mange, on consomme des nutriments (protides, lipides, glucides, fibres, vitamines, minéraux, oligoéléments, caroténoïdes et polyphénols) mais aussi des éléments indésirables comme des pesticides, des polluants environnementaux issus de la pétrochimie, ainsi que des additifs. Certains de ces éléments sont des xéno-œstrogènes puissants, qui pourraient bien jouer un rôle important dans l'endométriose. Ainsi, choisir ces aliments en fonction du type de culture pour les produits végétaux ou d'élevage pour les produits animaux (bio *versus* conventionnel), le type de poissons, le type de graisses (végétale *versus* animale notamment), les bons matériaux pour les ustensiles et différents contenants, est un enjeu important.

Régime protecteur (« bons et mauvais » aliments/nutriments, équilibre hormonal)

Nous verrons comment certains aliments peuvent être protecteurs contre l'endométriose (études d'observation sur la relation aliment/risque d'être atteinte de la maladie). Nombreuses sont les femmes atteintes d'endométriose qui cherchent désespérément des informations à ce sujet, surtout sur le net, en utilisant des sources plus ou moins sûres, souvent dans des blogs ou des forums peu fiables. Cet ouvrage présente les différentes études disponibles sur la relation aliments/endométriose et nutriments/endométriose. Mais ce n'est pas tout, les choix alimentaires (aliments et boissons) peuvent aussi moduler le taux d'œstrogènes et le climat œstrogénique. En ce sens l'alimentation doit être très spécifique et les conseils généraux, parfois mal adaptés à cette maladie, doivent être laissés de côté.

Inflammation

Peu de gens le savent mais l'alimentation permet de réguler très efficacement l'inflammation, et donc les douleurs. Les mécanismes sont très nombreux et seront détaillés. On pourra aisément comprendre comment des acides gras spécifiques, des polyphénols, certaines évictions alimentaires peuvent avoir autant, si ce n'est plus, d'effets que des médicaments antalgiques et/ou anti-inflammatoires. Il a été démontré que certaines molécules inflammatoires jouent un rôle dans la migration et l'invasion des cellules endométriales [11]. Ainsi, faire baisser l'inflammation n'a pas pour seul but de calmer la douleur (donc d'agir sur un symptôme), mais permet en fait d'attaquer le problème à la racine !

Comment ce livre est-il construit ?

Un livre utile pour tout le monde

L'idée était d'écrire un livre qui pourrait être utile à la fois aux femmes atteintes d'endométriose qui cherche une information détaillée sur l'alimentation, mais aussi aux professionnels de santé comme par exemple les gynécologues à qui justement ces femmes posent beaucoup de questions. Cet ouvrage a donc un objectif ambitieux : que tout le monde y trouve son compte !

Trois niveaux de lecture

Le corps du livre est écrit de façon détaillée et scientifique. Sont utilisés des termes médicaux, auxquels finalement les femmes sont habitués tant le parcours de santé est un chemin de croix ! Il s'agit là du niveau 2. Pour illustrer les différentes parties, des encadrés intitulés « En pratique » sont disponibles notamment pour les choix alimentaires. Ces informations sont à la fois concrètes et simples. Il s'agit du niveau numéro 1. D'autres encadrés, « Pour aller plus loin », en plus petits caractères, permettent aux plus scientifiques des lecteurs(trices), aux professionnels de la santé et de la nutrition d'approfondir les connaissances sur les processus physiologiques ou biochimiques et d'obtenir plus de détails sur les études disponibles. Il s'agit du niveau 3.

Finalement tout le monde peut trouver les informations qu'il cherche !

Les différentes parties du livre peuvent également être lues dans le désordre, selon les besoins et priorités.

Conseils de lecture pour les patientes

Ce livre est complexe car il a pour vocation d'absolument tout expliquer sur la relation entre alimentation et endométriose. Théoriquement il n'y a aucune question à laquelle le livre ne puisse répondre !

Néanmoins pour faciliter la compréhension il est préférable de lire directement les encadrés « En pratique » pour obtenir l'information basique et directement utilisable. Ensuite, on peut bien évidemment se reporter aux paragraphes qui précèdent pour mieux comprendre l'intérêt des conseils promulgués. Les journées types et les menus des chapitres 6 et 7 permettent de mettre en pratique tous ces éléments. Pour finir le chapitre Questions/Réponses peut lui aussi être très utile.